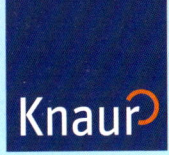

Ulrike Grunert | Dr. med. Detlef Grunert

Stressfrei durch

Ayurveda Yoga

Einfach durchatmen und entspannen
Das flexible 4-Wochen-Programm

www.knaur-ratgeber.de

Vorwort

Warum dieses Buch?

Ohne Stress hätten die Evolution und unsere Entwicklung zum heutigen Menschen nicht stattgefunden. Dennoch erklärte die Weltgesundheitsorganisation Stress zur größten Gesundheitsgefahr des 21. Jahrhunderts! Denn viele Menschen haben nicht gelernt – oder wieder verlernt – mit Stress und der eigenen »Stress-Software« richtig umzugehen.
Sie können gleichzeitig leistungsfähig, motiviert, erfolgreich und gesund sein – trotz Stress. Es geht für Sie nicht darum, Stress zu vermeiden. Sie sollen und können vielmehr lernen, die richtige Stressbalance zu finden und den Stress als positiven Antrieb, Partner, vielleicht sogar als Freund zu nutzen.

Wir wollen Ihnen persönlich mit dem 4-Wochen-Programm Ayurveda-Yoga ein wirksames Werkzeug an die Hand geben, mit dem Sie schnell, effektiv und flexibel Ihre individuelle Stressbalance erreichen und gleichzeitig die negativen Folgen von Stress vermeiden können. Die positive Botschaft »Stressfrei durch Ayurveda-Yoga« heißt somit nichts anderes, als frei von unnötigem Druck mit den tagtäglichen Anforderungen des Alltags fertig zu werden und den Stress in Energie zu verwandeln.

Ayurveda-Yoga gegen Stress ist ein ganzheitliches Programm, welches Ihnen hilft, Ihre individuellen Möglichkeiten und Ihr Leistungspotenzial bei optimaler Gesundheit voll auszuschöpfen. Mit Hilfe der Yogasequenzen, der Atemtechniken, der Entspannungs- und Meditationsübungen sowie der schnellen Stresslöser erhalten und verbessern Sie Ihre körperliche Fitness und Ihre innere Kraft. Bei konsequentem Üben werden Sie Ihre innere Ausgeglichenheit, Ihre Stressbalance wiederfinden und erhalten.

Das Übungsprogramm Ayurveda-Yoga gegen Stress ist zudem Ihre Chance, stressauslösende Einstellungen, Gewohnheiten und

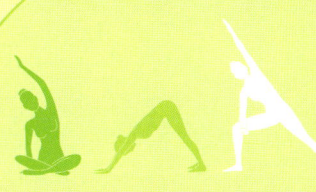

auch Wahrnehmungsmuster zu erkennen. Wenn Sie negative Verhaltensmuster erkannt haben, die Ihr Wohlbefinden, Ihre Gesundheit, Ihre Lebensfreude und Ihr Leistungspotenzial einschränken, ist es leicht möglich, diese Hindernisse zu Ihrem Glück auch wieder loszulassen und aus dem Weg zu räumen.

Auch wir haben gelernt, bewusst zu leben, unsere äußere und innere Kraft und Stabilität zu verbessern und uns körperlich, mental und auch seelisch bewusst zu entspannen.
Seit wir unsere beruflichen und auch sportlichen Aktivitäten nicht mehr mit einem uns überfordernden Leistungsgedanken verbinden, sondern Zeiten der Aktivität und Ruhe ausbalancieren und regelmäßig Yoga üben, fühlen wir uns körperlich, geistig und emotional gesund.

Die Arbeit mit den Menschen in unseren Seminaren und Yogakursen sowie mit unseren Patienten hat uns gezeigt, dass sich oft der erste Impuls, Yoga zu üben und/oder sich mit Ayurveda zu beschäftigen, aus dem Gefühl des »Gestresstseins« entwickelt. Auch dieses Gefühl, dieser Antrieb, der Menschen zum Handeln in die richtige Richtung bewegt, ist Stress im positiven Sinne. Wenn auch Sie diesen inneren Druck verspüren, »gegen« Ihren Stress etwas tun zu müssen, beginnen Sie noch heute mit dem Übungsprogramm.

Wir wünschen Ihnen jetzt mit unserem »Ayurveda-Yoga-Programm gegen Stress« viel Freude auf Ihrem Weg zur Selbstentdeckung Ihrer individuellen Möglichkeiten und Fähigkeiten.

Ihre Ulrike und Detlef Grunert

Stress –

Motor des Lebens

Stress ist der Motor und die Würze unseres Lebens, wenn er uns motiviert und unsere Kreativität fördert. Stress kann jedoch als quälend und bedrohend empfunden werden, wenn die Anforderungen über unsere Kräfte gehen.

Was versteht man unter Stress?

Stress ist die Reaktion unseres Körpers auf jede an ihn gestellte Anforderung. Er ist ein Energiepotenzial, welches freigesetzt wird, wenn wir mit einem Reiz oder einer Situation konfrontiert werden, die unsere innere oder äußere Balance verändert, die neu, unerwartet, ungewohnt oder auch bedrohlich ist und die zusätzliche Energie zur Bewältigung erfordert. Entwicklungsgeschichtlich diente die Stressreaktion nur einem Prinzip: flüchten oder kämpfen. In unserer Zivilisation sind diese Extremreaktionen meist überflüssig geworden.

Lebenshelfer und Motor der Evolution

Der Begriff Stress wurde von Hans Selye geprägt. Stress beschreibt die Reaktion von Lebewesen auf Belastung. Stress bzw. die Stressreaktion ist nicht negativ. Sie ist vielmehr der Antrieb jeder Weiterentwicklung und auch der Evolution. Die Stressreaktion ermöglicht das Überleben und sorgt für die innere Balance. An dieser Stelle werden Sie vielleicht einwenden, dass Sie sich immer wieder gestresst fühlen und nichts von einer inneren Balance spüren. Ihre Gefühle beschreiben jedoch nicht den Stress an sich, sondern lediglich eine unerwünschte Reaktion auf Stress oder Stresssymptome. Stress zu nutzen und der richtige Umgang mit ihm machen nicht krank, sondern helfen, Probleme besser zu lösen. Somit ist nur seine falsche Umsetzung Ursache für Misserfolg und Krankheit.

Gibt es guten oder schlechten Stress?

Weder gibt es guten Stress, der häufig »Eustress« genannt wird, noch gibt es schlechten Stress, in der Fachwelt als »Distress« bekannt. Es gibt nur die richtige und angemessene Reaktion auf einen Reiz oder eine Belastung, das heißt die richtige Stressbalance oder die fehlende oder falsche Reaktion und damit also eine schlechte oder fehlende Stressbalance.

Zwei Beispiele zum Verständnis:

Beispiel 1: Stellen Sie sich vor, Sie sind Biologe und bekommen die Aufgabe, einen Vortrag zum Thema Delphine zu halten. Ihre erste Reaktion ist der Gedanke, das kann ich bewältigen. Jetzt müssen Sie weiter reagieren. Sie holen sich Literatur, recherchieren im Internet und schreiben den Vortrag. Den ersten Teil haben Sie bewältigt. Sie genießen das erste Erfolgserlebnis. Dann halten Sie den Vortrag vor einem großen Publikum. Sie bekommen viel Applaus. Die aufgebaute Energie ist abgebaut, Sie hatten Erfolg. Zu Hause regenerieren Sie bei schöner, entspannender Musik.
Optimal gelaufen, werden Sie sagen. Sie fühlen sich nicht gestresst. Sie sind weiter ausgeglichen, haben Ihre Aufgabe erfüllt und haben für sich und das Publikum etwas Positives erreicht.

Beispiel 2: Stellen Sie sich vor, Sie sind Leistungssportler und bekommen von Ihrem Trainer den Trainingsplan mit dem Ziel, den nächsten Wettkampf zu gewinnen. Sie halten dieses Ziel für kaum realisierbar und den Trainingsplan für nicht zu bewältigen. Schon an dieser Stelle fühlen Sie sich gestresst, besprechen die Ziele jedoch nicht mit Ihrem Trainer. Sie tun Ihr Bestes und trainieren intensiv. Regeneration und Ruhe haben dabei keinen Platz. Ihre innere Balance gerät immer mehr aus dem Gleichgewicht. Sie schlafen schlecht und haben Schweißausbrüche. Ihre Leistung nimmt ab. Körper und Geist sind aus der Balance. Im Sport nennt man diesen Zustand Übertrainingssyndrom. Ihre Leistung am Tag des Wettkampfs bleibt weit unter Ihren Möglichkeiten. Sie sehen, wichtig ist nicht nur der Reiz bzw. der Stress an sich, sondern die Art, wie er bewältigt wird. Wenn die Aufgabe zu bewältigen ist, liegt es in Ihrer Hand, für Ihre körperliche und psychische Balance zu sorgen. Ob Sie eine Belastung oder einen Reiz als unangenehm oder bedrohlich empfinden, ob Sie eine Aufgabe für lösbar halten, liegt vor allem auch an Ihrer Konstitution, Ihren Emotionen und Ihren bisherigen Erfahrungen. Die Art, wie Sie reagieren und den Stress

Ayurveda-Yoga
Stresslöser

Nicht der Reiz, die Belastung, d.h. der Stress an sich ist schuld an unseren Problemen, sondern unsere fehlende Stressbalance. Denken Sie also positiv, ganz im Sinne der Salutogenese – d.h. bleiben Sie gesund, trotz Stress! Stress hält fit und macht gesund, wenn:

- der Körper beweglich, stabil und ausgeglichen ist.
- die Psyche und der Geist stabil und ausgeglichen sind.
- der Reiz bzw. die Belastung zu bewältigen ist.
- die Stressreaktion angemessen ist.
- die für die Stressreaktion aufgebaute Energie wieder abgebaut wird.
- die notwendige Regeneration von Körper und Geist möglich ist.

empfinden, kann man als sogenannte Stresssoftware zusammenfassen. Ihr Gehirn ist bereits programmiert. Und Programme kann man ändern und verbessern oder eventuell erneuern.

Optimismus ist der Glaube und die Hoffnung zugleich, die zum Ziel führen.

(Bruce Lee)

Stressbalance im Sinne von Ayurveda

Im Ayurveda ist das körperliche, psychische und geistige Gleichgewicht die Grundlage und Voraussetzung für Gesundheit, Wohlbefinden und Leistungsfähigkeit. Schon vor Tausenden Jahren beschäftigte man sich mit den Auswir-

kungen von Reizen, Belastungen und den Reaktionen darauf für die Gesundheit. Der Begriff Stress war zwar noch nicht geprägt, aber alle Voraussetzungen und Möglichkeiten der Stressbewältigung wurden damals schon beschrieben. Die ayurvedischen Wissenschaftler waren mit der Lehre von der Konstitution bereits einen Schritt weiter.

Stress ist individuell, und nicht jeder Mensch reagiert gleich auf eine Belastung. Und: Nicht jeder Mensch ist gleich schnell aus der Balance zu bringen. Die Erfahrungswissenschaft Ayurveda unterscheidet Menschen mit unterschiedlichen Eigenschaften. Dies betrifft die äußeren, sichtbaren Merkmale, die psychischen Eigenschaften ebenso wie den Stoffwechsel, die Reaktion auf Belastungen (Stress) usw.

Menschen mit hohen Vata-Anteilen sind recht leicht, beweglich und unstabil. Sie sind leicht aus dem Gleichgewicht zu bringen und am wenigsten belastbar. Sie verlieren rasch den Boden unter den Füßen. Sie sind »dünnhäutig« und haben »ein dünnes Nervenkostüm«. Gleichzeitig neigen Sie zu Idealismus und »opfern sich gerne für andere auf«. Sie sind dadurch sehr anfällig für hohen Stress.

Menschen mit hohen Pitta-Anteilen sind prinzipiell recht stabil. Sie besitzen jedoch einen hohen Stoffwechsel und dadurch eine hohe innere Energie. Sie sind prinzipiell gut belastbar, neigen jedoch dazu, sich zu überfordern oder durch ihre hohe Energie überschießend zu reagieren. Sie sind dadurch auch leicht aus der Balance zu bringen und neigen dann schnell zu Überehrgeiz, Perfektionismus,

Ayurveda-Yoga Stresslöser

Die zwei wichtigsten Grundlagen für eine optimale Stressbewältigung und Stressbalance:

- Denken Sie daran: Gewonnen wird meistens im Kopf. Ihre Stresssoftware ist entscheidend.
- Grundlage einer optimalen Stressbewältigung und einer guten Stressbalance sind ein gesunder und ausgeglichener Körper und Geist.

Einzelgängertum und übertriebenem Idealismus. Dadurch sind sie auch sehr anfällig für hohen Stress.

Menschen mit hohen Kapha-Anteilen sind von Natur aus sehr stabil, kaum aus der Ruhe zu bringen und stark belastbar. Sie sind am wenigsten anfällig auch bei hohem Stress. Sie haben »Nerven wie Drahtseile« und besitzen »ein dickes Fell«. Nichts kann sie erschüttern.

Merke: Leichte, sehr bewegliche Menschen mit einer hohen inneren Energie sind besonders anfällig bei hohem Stress. Nach Ayurveda sind dies Menschen mit hohen Vata- und/oder Pitta-Anteilen.

Was geschieht beim Stressmechanismus?

Stellen Sie sich vor, Ihnen begegnet nachts in einer Gasse eine finstere Gestalt. Die Sinnesorgane melden dem Gehirn, dass eine Gefahr droht. Dazu genügt schon die bloße Vorstellung. Ob eine Bedrohung real ist, oder nur in Ihrer Vorstellung existiert, ist Ihrer Stresssoftware gleichgültig. Die Reaktion ist dieselbe.

1. Phase der Stressreaktion – Die schnelle Aktivierung

Ihr alarmiertes Zwischenhirn mobilisiert über die »Sympathikus-Nebennieren-Achse« den Sympathikus, den aktivierenden Teil des autonomen Nervensystems. Durch Ausschüttung der Hormone Adrenalin und Noradrenalin wird eine Vielzahl innerer Körperfunktionen auf Höchstleistung gebracht, andere werden auf ein Minimum reduziert:

- Der Blutdruck wird erhöht.
- Die Herzfrequenz steigt.
- Die Atmung wird beschleunigt.
- Die Durchblutung der Muskulatur wird erhöht.
- Die Durchblutung der Verdauungsorgane und der Haut wird vermindert.
- Die Sexualfunktion wird reduziert.
- Die Schweißabsonderung wird verstärkt.
- Zucker- und Fettreserven werden mobilisiert.
- Das Großhirn wird im Extremfall teilweise blockiert, um unnötige und zeitraubende Überlegungen zu verhindern.
- Durch vermehrte Ausschüttung von Endorphinen wird das Schmerzempfinden herabgesetzt.

Adrenalin und Noradrenalin können ihre Wirkung jedoch nur entfalten, wenn gleichzeitig Cortisol ausgeschüttet wird.

2. Phase der Stressreaktion – Die Stressantwort und die langsame Aktivierung

Die Stresssoftware muss jetzt rasch entscheiden, wie die Stressantwort ausfallen soll und wie viel Aktivierung und Energie dazu notwendig sind.
Der Reiz ist so nahe, bedrohlich oder überwältigend, dass es nicht möglich ist, irgendetwas zu unternehmen. In diesem Fall wird Ihr Großhirn völlig blockiert. Denken und reagieren ist nicht mehr möglich. Sie erstarren quasi. Vielleicht kennen Sie diesen Zustand von einer schweren Prüfung.
Ist der Reiz vermutlich zu stark, ein Ausweichen jedoch noch möglich, ist ein rascher Rückzug (Flucht) die beste

Lösung. Ist der Reiz zwar stark und unausweichlich, aber nicht übermächtig, ist eventuell ein Kampf notwendig. Dies gilt auch im übertragenen Sinne bei der Bewältigung einer schwierigen, aber lösbaren Aufgabe, oder wenn Sie vielleicht »Beute« machen wollen.

> *Wenn du glaubst, etwas ist unmöglich, dann ist es unmöglich.*
>
> *(Bruce Lee)*

Ihre Stresssoftware entscheidet letztlich. Es ist in jedem Fall zusätzliche Energie, eventuell auch für einen längeren Zeitraum notwendig. Hierzu wird die »Hypothalamus-Hypophysen-Nebennieren-Achse« aktiviert und als Ergebnis vermehrt Cortisol ausgeschüttet.

Cortisol verbessert in dieser Phase die Immunabwehr, regt den Stoffwechsel an und verbessert die Energiebereitstellung durch Erhöhung des Glukose-(Blutzucker-)Spiegels. Freie Fettsäuren und Proteine werden vermehrt zu Glukose umgewandelt. Die Glukosespeicherung und die Insulinwirkung werden vermindert. Kurzfristig verbessert sich dadurch die Leistungsfähigkeit von Körper und Gehirn. Man empfindet ein Gefühl der Stärke, ist aufmerksam und konzentriert. Bei lang dauerndem Stress ist es jedoch exakt dieselbe Reaktion, die krank macht. Langfristig erhöhte Cortisolausschüttung führt zu einer Schwächung der Immunität, zu Abbau von Muskelgewebe, Vermehrung des Fettgewebes, Verschlechterung des Glukose- und Fettstoffwechsels, der Herzfunktion usw. und letztlich zu vielen Beschwerden und Zivilisationskrankheiten (siehe S. 17 f.).

3. Phase der Stressreaktion – Abbau der überschüssigen Energie und Regeneration

Nach Bewältigung der Gefahr oder der Aufgabe reduziert Ihre Stresssoftware die Aktivierung. Die Cortisolproduktion wird vermindert. Der Parasympathikus, der beruhigende Teil Ihres autonomen Nervensystems, ist jetzt aktiv. Die Körperfunktionen werden wieder normalisiert. Endorphine werden ausgeschüttet und sorgen für ein angenehmes Gefühl des Erfolgs und der Entspannung. Körper und Geist regenerieren, erholen sich und speichern neue Kraft und Energie. Das Ziel der Stressreaktion ist erreicht. Die Stressbalance ist wiederhergestellt.

Wann macht Stress krank?

Unter vier Bedingungen stört Stress unser Wohlbefinden und macht schließlich krank:

1. Die Aufgabe oder der Reiz ist so überwältigend, dass eine Lösung nicht möglich ist. Sie haben das Gefühl, es hat alles keinen Sinn, es ist hoffnungslos. Eine Lösung des Problems ist von vorneherein nicht denkbar. Ihr Adrenalin- und Noradrenalinspiegel fällt zwar ab. Solange das Problem bestehen bleibt, ist der Cortisolspiegel weiterhin hoch. Die überschüssige Energie wird nicht abgebaut. Sie fühlen sich ständig überfordert, blockiert, verspannt, antriebslos. Regeneration ist nicht möglich. Es treten Schlafstörungen, Gedächtnisstörungen, Nachtschweiß, depressive Verstimmungen, Schmerzen etc. auf. Sie »verlieren den Boden unter

Ihren Füßen«. Die Stressbalance und die Balance von Körper und Geist im ayurvedischen Sinne sind verloren gegangen. Aus Sicht von Ayurveda leiden Sie unter einer Vata-Störung (siehe hierzu in: Balance durch Ayurveda-Yoga). Sie sind auf dem Weg, chronisch krank zu werden. Der Endzustand ist auch hier das völlige Ausgebranntsein, das Burnout-Syndrom.

2. Die Aufgabe oder der Reiz ist zwar zu bewältigen, Sie haben aber das Gefühl, es vielleicht nicht zu schaffen. Sie sind sich nicht sicher, Ihr Ziel zu erreichen. Sie arbeiten hart bis verbissen. Das Erfolgserlebnis stellt sich nicht ein. Der Cortisolspiegel bleibt hoch mit allen Folgen. Zwischenzeitlich meldet Ihre Software immer wieder Alarm. Das Adrenalin steigt. Sie sind gereizt und neigen zu Aggressivität. Regeneration findet nicht statt.
Aus Sicht von Ayurveda leiden Sie unter einer Pitta-Störung (siehe hierzu in: Balance durch Ayurveda-Yoga). Sie sind ausgepowert und auf dem Weg, chronisch krank zu werden. Der Endzustand ist auch hier letztendlich das Burnout-Syndrom.

3. Die Aufgaben, die Sie sich stellen oder die Sie bewältigen sollen, sind lösbar. Sie erledigen eine nach der anderen ohne Pause. Die Erfolgserlebnisse sind kurz, und Sie können sie nicht genießen. Sie gönnen sich keine Zeit zur Regeneration und Entspannung. Eine Zeit lang fühlen Sie sich erfolgreich und ausgeglichen. Nachdem Sie bemerken, dass Ihre Leistung immer mehr

nachlässt, versuchen Sie dies durch intensivere Bemühungen zu relativieren. Ihre innere Anspannung steigt kontinuierlich. Ihre körperliche Verfassung verschlechtert sich. »Workaholic« oder im Sport »Übertraining« sind Begriffe für diesen Zustand.
Nach einer Übergangsphase mit Gereiztheit, Nachtschweiß, Schlafstörungen etc. kommt es nach einiger Zeit zum völligen Zusammenbruch. Eine Stressbalance und die Balance von Körper und Geist im ayurvedischen Sinne existieren nicht mehr.

4. Die Aufgaben, die Sie bewältigen sollen, sind zu einfach und füllen Sie nicht aus. Sie erledigen alles rasch und problemlos. Erfolgserlebnisse bleiben jedoch aus. Sie fühlen sich ständig unterfordert. Ihr Gehirn meldet »nutzlos« und »sinnlos«. Die Aufgaben bringen Sie nicht weiter. Sie kommen sich vor, als wären Sie in eine Sackgasse geraten. Je nach Konstitution reagieren Sie mit Rückzug oder werden zunehmend aggressiv. Eine Stressbalance stellt sich trotz der Leichtigkeit der Aufgaben oder gerade deswegen nicht ein.

Sie sehen, der Reiz bzw. die Aufgabe, Ihre körperlichen und geistigen Voraussetzungen, Ihre Stresssoftware, Ihr Gefühl und Ihre Emotionen – all das sind wesentliche Bedingungen für Ihre ganz individuelle Reaktion auf Stress. Hinzu kommt noch als mindestens ebenso wichtige Bedingung das soziale Umfeld. Ein gutes Arbeitsklima, ein angenehmer Chef und kollegiale Mitarbeiter erleichtern die Stressbewältigung am Arbeitsplatz. Ein guter, unterstützender Partner und/oder eine stabile Familie sind jedoch eine der wichtigsten Kraftquellen für ein gutes Stressmanagement.

Wenn die Stressbalance gestört ist

Gesund ist man, »wenn sich die Körperfunktionen, Gewebe, Stoffwechsel, Verdauung und Ausscheidung im Gleichgewicht und Seele, Sinne und Geist im dauerhaften Zustand inneren Glückes befinden« (Sushruta 750 v. Chr.). Diese Gesundheitsdefinition aus dem Ayurveda beschreibt treffend die Zeichen einer guten Stressbalance.

Zeichen für **eine** gute Stressbalance

Körperliche Zeichen:
- gesunder Körper
- guter Appetit
- normales Körpergewicht
- gute Verdauung und Ausscheidung
- guter Schlaf
- leistungsfähige Muskulatur
- bewegliche Gelenke
- aufrechte Körperhaltung
- keine Schmerzen oder sonstigen Beschwerden
- gute Immunität (kaum Infekte)
- alle Körperfunktionen sind im Gleichgewicht
- gute Leistungsfähigkeit
- körperliches Wohlbefinden

Psychische Zeichen:
- Gefühl der inneren Stärke
- Selbstbewusstsein
- realistische Einschätzung der eigenen Möglichkeiten
- hohe Konzentrationsfähigkeit
- gutes Gedächtnis
- gute Motivation
- Kreativität
- Humor
- Toleranz
- gute Entspannungsfähigkeit
- psychisches Wohlbefinden

Zeichen für **keine** gute Stressbalance

Sogenannte Stresssymptome sind Warnsignale. Im ayurvedischen Sinne sind Körper und Geist aus dem Gleichgewicht geraten. Diese Störungen des Gleichgewichts führen auf Dauer zu schweren Erkrankungen. Ein hoher Prozentsatz der sogenannten Zivilisationskrankheiten ist direkt abhängig von der Stressbelastung.

In der Tabelle auf der rechten Seite finden Sie typische Stresssymptome nach Ayurveda. Sie sind entsprechend der Konstitutionstypen eingeteilt. Welcher Typ Sie sind, können Sie mit Hilfe des Testes in der vorderen Buchklappe herausfinden.

Typische Stresssymptome nach Ayurveda eingeordnet in Vata-, Pitta- und Kapha-Störungen:

	Vata-Störung	Pitta-Störung	Kapha-Störung
Psychische und emotionale Symptome	Konzentrations-störung	Reizbarkeit	Energielosigkeit
	Störung des Kurz-zeitgedächtnisses	Aggressivität	Gefühl der Lange-weile
	depressive Verstim-mung	Selbstüber-schätzung	Vergesslichkeit
	innere Unruhe und Nervosität		
	Ängstlichkeit		
	Unfähigkeit, zu entscheiden	Hektik	
	Ideenlosigkeit		
	keine Lust auf Sex (Libidoverlust)		
Veränderung des Verhaltens	Unfähigkeit, Dinge zu erledigen	erhöhter Alkohol-konsum	Essen ohne Hunger
		erhöhter Nikotin-konsum	
Körperliche Symptome	Herzklopfen	Herzrasen	Müdigkeit
	leichter Schwindel	Schweißausbrüche	schlaffe Körper-haltung
	Kopfschmerzen	Gesichtsrötung	Zunahme des Kör-pergewichts und des Fettgewebes
	Verspannungen von Nacken, Schultern und Rücken		
	Blässe		
	Unfähigkeit, Sex auszuführen (bei Männern)		

Wenn Sie diese Symptome bei sich beobachten, ist es höchste Zeit, etwas für Ihre Stressbalance zu tun, bevor schwerwiegende Symptome oder Erkrankungen auftreten. Hinweise zu ayurvedischen Heilpflanzen, Massagen, ayurvedischen Massageölen etc., die bei Stresssymptomen hilfreich sind, finden Sie im Anhang.

Zwei Beispiele zum Verständnis

Beispiel 1: Wenn Sie bei sich Störungen aus dem Vata-Bereich beobachten, müssen Sie Vata senken, um ins Gleichgewicht zu kommen. Sind Körper und Geist unstabil geworden, müssen Ihre Stabilität und Belastungsfähigkeit verbessert werden.

Beispiel 2: Wenn Sie Störungen aus dem Kapha-Bereich beobachten, müssen Sie Kapha senken. Sind Körper und Geist zu schwer und unbeweglich geworden, müssen Beweglichkeit und Leichtigkeit verbessert werden.

Merke: Im Ayurveda bedeutet Störung die Erhöhung eines oder mehrerer Doshas. Damit verbunden ist die Verstärkung bzw. die Vermehrung der entsprechenden Eigenschaften (siehe Tabelle). Das individuelle Gleichgewicht ist gestört. Das Ziel jeder ayurvedischen Behandlung ist, die persönliche innere und äußere Balance wiederherzustellen. Um dieses Ziel zu erreichen, müssen die verstärkten Eigenschaften des Doshas vermindert und die fehlenden Eigenschaften vermehrt werden. Sind Körper und Psyche durch Stress instabil geworden, müssen Sie Ihre Stabilität verbessern.

Haupteigenschaften und fehlende/gering ausgeprägte Eigenschaften der Doshas:

Dosha	Haupteigenschaften	Fehlende oder gering ausgeprägte Eigenschaften
Vata	leicht, unstabil, beweglich, kalt, trocken, rauh, durchdringend	schwer, stabil, unbeweglich, heiß, feucht, flüssig, schleimig, mild, weich
Pitta	heiß, flüssig, leicht ölig, scharf, durchdringend	kalt, schwer, stabil, mild, schleimig, weich
Kapha	schwer, stabil, kalt, feucht, schleimig, unbeweglich, mild, weich	leicht, beweglich, trocken, rauh, scharf, durchdringend

Wichtige stressabhängige Erkrankungen

Chronisch unkontrollierter Stress kann eine Reihe wichtiger Erkrankungen verursachen. Keine Angst! Nicht jeder wird durch Stress krank. Aber mit zunehmender Stressbelastung nimmt auch das Risiko für das Auftreten dieser Erkrankungen zu. Wenn bei Ihnen eine der unten genannten Krankheiten aufgetreten ist, sollten Sie daran denken, dass eine gestörte Stressbalance die Ursache sein kann. So bezeichnet die Europäische Agentur für Sicherheit und Gesundheitsschutz arbeitsbedingten Stress seit ungefähr einem Jahrzehnt als zweitgrößtes berufsbedingtes Gesundheitsproblem in der EU. Dazu kommen Stress in der Familie, durch Krankheiten, ja sogar Stress in der Freizeit und im Sport. Auch Fitness-Gurus sind schon Ihrem selbst auferlegten Fitness-Stress (zum Beispiel Laufen bei jedem Wetter unabhängig vom eigenen körperlichen und psychischen Zustand) zum Opfer gefallen.

Stressabhängige Erkrankungen:

Des Herz-Kreislauf-Systems
- Arteriosklerose (»Arterienverkalkung«)
- Angina pectoris (Schmerzen und Engegefühl im Brustkorb)
- Herzinfarkt
- Bluthochdruck

Von Gehirn und Psyche
- Depressionen
- Angstsyndrome
- Panikattacken
- Gedächtnisstörungen
- Schlafstörungen

Psychosomatische Erkrankungen
- verschiedene Schmerzsyndrome
- Fibromyalgie
- chronisch entzündliche Darmerkrankungen (Morbus Crohn und Colitis ulcerosa)
- Libidoverlust und Impotenz (Unfähigkeit, Sex auszuüben)

Des Bewegungsapparats
- Nacken-, Schulter- und Rückenschmerzen
- Haltungsschwäche und Bandscheibenprobleme
- Schulter-Arm-Syndrom

Des Stoffwechsels
- Diabetes mellitus, Typ 2 (sog. Altersdiabetes)
- Fettstoffwechselstörungen
- metabolisches Syndrom

Des Körpergewichts
- massive Gewichtszunahme (Adipositas)
- Gewichtsabnahme bis zur Anorexie

Des Immunsystems
- Infektanfälligkeit
- Neigung zu Autoimmunkrankheiten wie Rheuma, Psoriasis etc.
- Neurodermitis
- erhöhte Anfälligkeit für Tumoren

Des Magen-Darm-Trakts
- Reizdarm
- Blähungen

Sonstige Erkrankungen und Symptome
- Ohrgeräusche (Tinnitus)
- starker Schwindel
- Hörsturz

Burn-out: Ausgebranntsein ist keine Modeerscheinung, sondern eine schwere psychosomatische Erkrankung und meist eine Folge von lang andauerndem, unbewältigtem Stress.

Merke: Besonders gefährdet aus moderner wissenschaftlicher Sicht sind perfektionistische und sehr ehrgeizige Menschen sowie besonders zarte, sensible Personen und Einzelgänger. Aus ayurvedischer Sicht sind dies Pitta-, Vata-Pitta und Vata-Typen, also gerade die eigentlich Energiegeladenen, Beweglichen und häufig auch Erfolgreichen. Menschen mit hohen Kapha-Anteilen sind erheblich stabiler und dadurch vor einem Burn-out recht gut geschützt.

Burnout ist der Endzustand einer langanhaltenden fehlenden Stressbalance. Hauptsymptom ist die vollständige psychische und körperliche Erschöpfung. Die Energie ist aufgebraucht, die Batterie ist völlig leer. Die körperliche und psychische Leistungsfähigkeit ist am Nullpunkt angekommen. Es hat sich ein Gefühl der inneren Leere, der Hilflosigkeit häufig kombiniert mit Angstzuständen und schweren Depressionen eingestellt. Sämtliche Symptome und Erkrankungen, die oben beschrieben sind, können zusätzlich auftreten.

Wichtig: Da auch eine Reihe organischer Erkrankungen wie chronische Infekte, eine noch nicht erkannte Krebserkrankung, eine schwere Blutarmut etc. den Erschöpfungszustand auszulösen vermag, ist es von großer Wichtigkeit, eine genaue Ursachenforschung bei einem Arzt durchführen zu lassen.

Aus ayurvedischer Sicht ist das individuelle Gleichgewicht schwer gestört. Es ist eine schwere Vata-, Pitta- oder Kapha-Störung aufgetreten. Gleichzeitig sind die psychischen Eigenschaften hin zum negativen »Tamas« (siehe Tabelle Seite 43) verändert. Tamas bedeutet in diesem Zusammenhang sehr träge, verwirrt, sehr unentschlossen, sehr traurig, wütend, hasserfüllt, massiv eifersüchtig, depressiv. Die Symptome können dabei einzeln oder in schweren Fällen kombiniert auftreten.

Merke: Wenn bei Ihnen eine dieser Erkrankungen oder Symptome auftritt, suchen Sie einen Arzt auf, und lassen Sie sich gründlich untersuchen. In einigen Fällen (z. B. Hypertonie, Diabetes mellitus) ist häufig eine medikamentöse Therapie unumgänglich. Eventuell ist es später möglich, die Medikamente zu reduzieren oder ganz abzusetzen. Außerdem wichtig: Die Behandlung stressbedingter Erkrankungen muss immer ganzheitlich sein. Tabletten oder Kügelchen sind alleine keine Lösung. Eine ganzheitliche Therapie auch im ayurvedischen Sinne umfasst neben der rein medizinischen Behandlung alle Möglichkeiten bzw. Bausteine einer aktiven Stressbewältigung (siehe dazu »Wege der Stressbewältigung« Seite 34 ff.).

Höre auf dein Inneres,
richte die Augen deines
Geistes darauf,
und du wirst selbst erleben,
wie es geht,
und dadurch lernen.
(Bernhard von Clairvaux)

Der große Ayurveda-Stresstest

Bevor wir uns mit der Stressbewältigung an sich beschäftigen, können Sie mit Hilfe des folgenden Stresstests überprüfen, wie Ihre individuelle Situation zum Thema Stress und Stressbewältigung ist. Führen Sie den Test vor Beginn Ihres persönlichen Stressbewältigungsprogramms bzw. vor dem 4-Wochen-Übungsprogramm im Praxisteil durch, und überprüfen Sie nach jeder Übungswoche und später regelmäßig (ca. einmal in ein bis drei Monaten), was sich geändert hat. So können Sie sich dann Ihre individuellen Ziele setzen.

Vorbereitung und Zielsetzung

Wählen Sie zur Beantwortung der Fragen einen ruhigen Ort, an dem Sie einige Minuten ungestört sitzen können. Beantworten Sie die Fragen spontan, grübeln Sie nicht über die Antwort. Denken Sie bei der Beantwortung der Fragen an Ihr Leben im letzten Jahr. Mit »Beruf« ist Ihre Hauptaktivität bzw. Haupttätigkeit wie zum Beispiel Berufstätigkeit, Studium, Hausarbeit etc. gemeint.

Wählen Sie jeweils die Spalte aus, die am besten beschreibt, wie häufig die genannten Anzeichen von Stress bei Ihnen auftreten. Addieren Sie dann die Punkte jeder Kategorie zu Ihrer individuellen Gesamtpunktzahl. Anhand der Stressskala können Sie dann ablesen, ob Ihr individuelles Ergebnis für die einzelnen Kategorien der Stressauslöser – Stressreaktion, Stresswahrnehmung, Stressbewältigung – im grünen, gelben oder roten Bereich liegt. Außerdem erkennen Sie, ob Stress für Sie ein Risikofaktor für Ihre Gesundheit ist oder ob sich bereits Gesundheitsprobleme eingestellt haben. Nach der Auswertung überdenken Sie in Ruhe das Ergebnis. Überlegen Sie, was Sie verbessern oder ändern wollen. Setzen Sie sich dabei erstrebenswerte und erreichbare Ziele. Formulieren Sie diese Ziele am besten schriftlich in einem Tagebuch. Dann schließen Sie einen Vertrag mit sich selber, indem Sie Ihre persönliche Zielsetzung unterschreiben.

Der Stresstest

	Nie	Selten und/oder kaum störend	Häufig und/oder deutlich störend	Sehr oft und/oder stark störend
Teil 1: Ihr Stresslevel und Ihr Umgang mit Stress				
Psyche und Stimmung				
Ich habe Angst, zu versagen	0	1	2	3
Ich fühle mich niedergeschlagen	0	1	2	3
Ich habe das Gefühl der Hoffnungslosigkeit	0	1	2	3
Gesamtpunktzahl				
Reizbarkeit und Aktivität				
Ich bin leicht reizbar	0	1	2	3
Ich reagiere unangemessen wütend	0	1	2	3
Ich bin ruhe- oder rastlos	0	1	2	3
Gesamtpunktzahl				
Anforderungen				
Ich arbeite unter hohem Zeitdruck	0	1	2	3
Ich muss viele Aufgaben gleichzeitig erledigen	0	1	2	3
Ich kann die Aufgaben kaum bewältigen	0	1	2	3
Gesamtpunktzahl				

	Nie	Selten und/oder kaum störend	Häufig und/oder deutlich störend	Sehr oft und/oder stark störend
Stresswahrnehmung				
Die Probleme wachsen mir über den Kopf	0	1	2	3
Ich habe das Gefühl, unter hohem Stress zu leiden	0	1	2	3
Ich habe das Gefühl, das Leben nicht mehr im Griff zu haben	0	1	2	3
Gesamtpunktzahl				
Innere Energie				
Ich habe das Gefühl, meine Energien sind verbraucht	0	1	2	3
Nach einem freien Wochenende bin ich nicht erholt	0	1	2	3
Nach einem Urlaub fühle ich mich sehr schnell wieder ausgelaugt	0	1	2	3
Gesamtpunktzahl				
Anerkennung				
Ich habe das Gefühl, meine berufliche Leistung wird nicht anerkannt	0	1	2	3
Ich habe das Gefühl, meine sonstigen Leistungen werden nicht anerkannt	0	1	2	3
Ich habe das Gefühl, mein Lohn ist für meine Leistungen zu gering	0	1	2	3
Gesamtpunktzahl				

	Nie	Selten und/oder kaum störend	Häufig und/oder deutlich störend	Sehr oft und/oder stark störend
Arbeit-Freizeit-Balance				
Ich habe kaum Zeit, mich mit Freunden zu treffen	0	1	2	3
Ich habe kaum Zeit für meinen Partner und/oder meine Familie	0	1	2	3
Ich habe kaum Zeit für Freizeit- aktivitäten	0	1	2	3
Gesamtpunktzahl				
Soziales Umfeld				
Ich habe das Gefühl, mein Partner/ meine Familie unterstützt mich nicht	0	1	2	3
Ich habe das Gefühl, dass ich Probleme immer alleine lösen muss	0	1	2	3
Ich treffe mich sehr wenig mit Freunden	0	1	2	3
Gesamtpunktzahl				
Lebenssinn und Lebensziele				
Ich habe das Gefühl, mein Leben hat kein Ziel	0	1	2	3
Ich habe das Gefühl, die Dinge, die ich tue, sind unwichtig oder sinnlos	0	1	2	3
Ich habe das Gefühl, meinen Lebens- weg nicht zu kennen	0	1	2	3
Gesamtpunktzahl				

	Nie	Selten und/oder kaum störend	Häufig und/oder deutlich störend	Sehr oft und/oder stark störend
Handlungsspielraum				
Meine Aufgaben und Aktivitäten werden von anderen bestimmt	0	1	2	3
Meine Zeit wird von anderen verplant	0	1	2	3
Ich kann nicht »nein« sagen	0	1	2	3
Gesamtpunktzahl				

Teil 2:
Risikofaktoren für Ihre Gesundheit und Ihren Gesundheitszustand

Allgemeine Leistungsfähigkeit				
Ich fühle mich ausgelaugt und leer	0	1	2	3
Auch Kleinigkeiten bringen mich aus der Ruhe	0	1	2	3
Ich habe das Gefühl, mein Gedächtnis lässt mich im Stich	0	1	2	3
Gesamtpunktzahl				

Rücken- und Gelenkbeschwerden				
Ich habe Rückenschmerzen	0	1	2	3
Ich habe Nacken- oder Schulterschmerzen	0	1	2	3
Meine Muskeln sind verspannt	0	1	2	3
Gesamtpunktzahl				

	Nie	Selten und/oder kaum störend	Häufig und/oder deutlich störend	Sehr oft und/oder stark störend
Beschwerden im Kopfbereich				
Ich leide unter Kopfschmerzen	0	1	2	3
Ich leide unter Schwindel	0	1	2	3
Ich habe Ohrgeräusche oder hatte einen Hörsturz	0	1	2	3
Gesamtpunktzahl				
Magen-Darm-Beschwerden				
Ich habe Bauchschmerzen, Blähungen, Völlegefühl	0	1	2	3
Ich habe Durchfall oder Verstopfung	0	1	2	3
Ich habe Sodbrennen	0	1	2	3
Gesamtpunktzahl				
Schlaf				
Ich kann schlecht einschlafen	0	1	2	3
Ich wache nachts häufig auf	0	1	2	3
Ich fühle mich morgens müde	0	1	2	3
Gesamtpunktzahl				
Sprache und Stimme				
Meine Stimme ist heiser, mein Mund häufig trocken	0	1	2	3
Meine Sprache ist hektisch	0	1	2	3
Ich komme ins Stottern	0	1	2	3
Gesamtpunktzahl				

	Nie	Selten und/oder kaum störend	Häufig und/oder deutlich störend	Sehr oft und/oder stark störend
Herz und Kreislauf				
Ich habe Herzrasen oder andere Herzrhythmusstörungen	0	1	2	3
Ich spüre ein Engegefühl in der Brust	0	1	2	3
Mein Blutdruck ist zu hoch	0	1	2	3
Gesamtpunktzahl				
Atemwege, Allergien, Haut				
Ich habe Atemnot	0	1	2	3
Ich habe Asthma bronchiale	0	1	2	3
Ich habe Neurodermitis	0	1	2	3
Gesamtpunktzahl				
Psyche und Sexualität				
Ich leide unter Depressionen	0	1	2	3
Ich habe keine Lust auf Sex	0	1	2	3
Ich habe körperliche Probleme beim Sex	0	1	2	3
Gesamtpunktzahl				
Körpergewicht und körperliche Aktivität (Sport, Yoga etc.)				
Mein Körpergewicht ist zu hoch	0	1	2	3
Ich fühle mich körperlich unbeweglich	0	1	2	3
Meine körperliche Aktivität ist deutlich zu gering	0	1	2	3
Gesamtpunktzahl				

Auswertung des Tests: Je weniger Punkte Sie in den einzelnen Kategorien haben, umso geringer ist Ihr Stresslevel und umso besser sind Ihre Gesundheit und Ihr Stressmanagement! Übertragen Sie nun Ihre Punkte in die farbige Balkengrafik. So erhalten Sie einen guten Überblick, in welchen Bereichen Sie Probleme haben. Sie können dann gezielt an Ihren Schwachstellen arbeiten und das 4-Wochen-Programm im Praxisteil optimal nutzen. Tipps und Hinweise, wie Sie persönlich Ihre Probleme mit Stress am besten bewältigen, ob Sie es mit Ayurveda-Yoga alleine schaffen können oder ob Sie besser professionelle Hilfe in Anspruch nehmen sollten, finden Sie im Folgenden und für die einzelnen Kategorien in den Tipp-Kästen auf den nächsten Seiten.

Gesamtauswertung Teil 1

Ihr Stresslevel und Ihr Umgang mit Stress

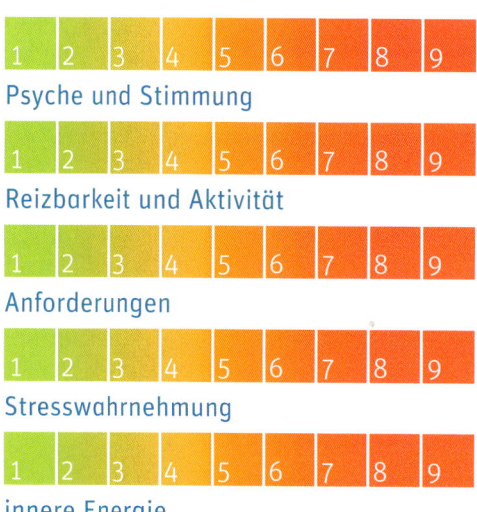

Psyche und Stimmung

Reizbarkeit und Aktivität

Anforderungen

Stresswahrnehmung

innere Energie

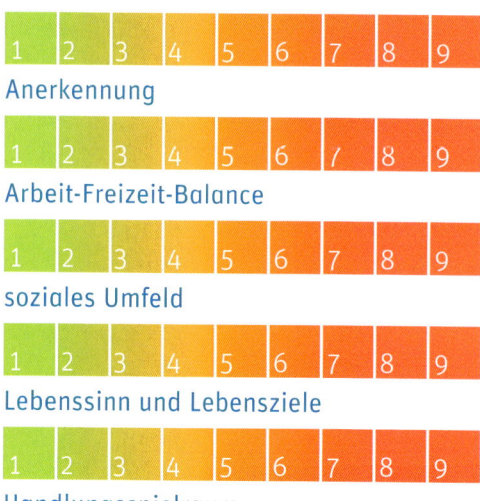

Anerkennung

Arbeit-Freizeit-Balance

soziales Umfeld

Lebenssinn und Lebensziele

Handlungsspielraum

■ = 0 – 3 Punkte; ■ = 4 – 6 Punkte
■ = 7 – 9 Punkte

Im grünen Bereich:
= 0 – 3 Punkte
Sie haben keine Probleme, Ihren Stress zu bewältigen. Für bestimmte Situationen oder Ihren eigenen Bedarf finden Sie weitere gute Möglichkeiten für eine effektive Stressbewältigung im Praxisteil. Auch in den ayurvedischen Lebenstipps finden Sie sicher Nützliches für Ihr individuelles Stressmanagement.

Im unteren gelben Bereich:
= 4 Punkte
Sie haben immer wieder Probleme, mit Ihrem Stress umzugehen. Verbessern Sie die Möglichkeiten Ihres Stressmanagements und erlernen und üben Sie die Techniken der Stressbewältigung. Wenn möglich (im Idealfall), üben Sie das gesamte 4-Wochen-Programm aus dem Praxisteil. Sie können aber auch, passend zu Ihren individuellen Problemen, einzel-

ne Wochen oder auch einzelne Übungen auswählen. Üben und erlernen Sie zuerst die Techniken, die Ihnen am wichtigsten erscheinen.

Beispiel: Sie sind leicht reizbar und neigen zu Herzrasen bei psychischer Belastung. Üben Sie vor allem die schnellen Stresslöser aus dem Übungsteil. So erweitern Sie Ihre Möglichkeiten, in bestimmten Situationen und allgemein effektiv Stress zu bewältigen. Weitere Tipps und Hinweise, welche Bausteine der Stressbewältigung für Sie besonders wichtig sind, finden Sie in den Tipp-Kästen auf den nächsten Seiten. Nutzen Sie auch die ayurvedischen Lebenstipps.

Im oberen gelben Bereich:
= 5 – 6 Punkte
Sie haben sehr häufig Probleme, mit Ihrem Stress umzugehen. Es ist höchste Zeit, Ihr Stressmanagement zu verbessern, bevor sich gesundheitliche Probleme einstellen. Üben Sie nach und nach das gesamte 4-Wochen-Programm aus dem Praxisteil. Nutzen Sie Ayurveda-Yoga und erlernen, und/oder verbessern Sie alle wichtigen Techniken Ihrer persönlichen Stressbewältigung. Beachten Sie auch die Tipps aus dem Ayurveda. Setzen Sie Schwerpunkte in den Kategorien mit dem höchsten Stresslevel. Hinweise, welche Bausteine der Stressbewältigung für Sie besonders wichtig sind, erhalten Sie in den Tipp-Kästen für die einzelnen Kategorien.

Im roten Bereich:
= 7 – 9 Punkte
Sie müssen sich dringend mit Stressbewältigung beschäftigen, wenn Sie einen Burn-

out noch verhindern wollen. Ihre Gesundheit ist nicht mehr optimal oder bereits in Gefahr. Üben Sie konsequent das 4-Wochen-Programm aus dem Praxisteil und erlernen und/oder verbessern Sie die Techniken Ihrer Stressbewältigung. Setzen Sie Schwerpunkte in den Kategorien, die bei Ihnen den höchsten Stresslevel besitzen. Nutzen Sie unbedingt auch die ayurvedischen Lebenstipps. Suchen Sie bei Bedarf Hilfe bei einem Arzt oder Psychologen.

Tipps und Hinweise zu den einzelnen Kategorien:

Wenn Sie beginnen, mit Ayurveda-Yoga Ihren Stress besser und effektiv zu bewältigen, gehen Sie am besten stufenweise vor. Überfordern Sie sich nicht, ansonsten erzeugen Sie neuen Stress.
Setzen Sie sich erreichbare Ziele. Und: Wenn Sie ein Ziel erreicht haben, feiern Sie Ihren Erfolg. Beginnen Sie in jedem Fall mit den Ayurveda-Yoga-Programmen als Grundlage. Nutzen Sie auch die Tipps und Hinweise zur gesunden, vollwertigen Ernährung und die weiteren ayurvedischen Lebenstipps.

Ayurvedische Heilpflanzen, Massagen mit Therapieölen und andere Ayurveda-Therapien erweitern und verbessern die Möglichkeiten Ihres persönlichen Stressmanagements. Sie können beides einsetzen, Sie müssen aber nicht. Körper-, Kopf- und Gesichtsmassagen, Vasti (kleine Öleinläufe) und Schwitzbehandlungen können Sie auch in Form einer Selbstbehandlung anwenden. Anleitungen zu Massagen finden Sie im Anhang (siehe S. 100 ff.).

Heilpflanzen und Massagen

Ayurvedische Heilpflanzen sind hochwirksame Nahrungsergänzungsmittel. Auch ayurvedische Therapieöle sind, richtig eingesetzt, ebenfalls sehr wirksam. Nähere Informationen und Bezugsquellen für qualitativ hochwertige Produkte finden Sie im Anhang.

Psyche und Stimmung

Eine stabile Psyche und eine positive Stimmung sind sehr wichtig, um die Belastungen des Alltags zu meistern. Bei hohen Stresswerten in diesem Bereich sollten Sie an Ihrer körperlichen und seelischen Stabilität mit Hilfe von Ayurveda-Yoga arbeiten. Wenn Sie den Boden unter den Füßen verloren haben, liegt aus ayurvedischer Sicht eine Vata-Störung vor.
Wir empfehlen Ihnen besonders stabilisierende Körperübungen, stresslösende Atemtechniken und die mentalen Stresslöser der vierten Übungswoche. Zusätzlich sind ayurvedische Heilpflanzen wie Ashwagandha und Brahmi sowie Massagen mit Mahanarayana Thailam, Kopfmassagen und Stirnölgüsse zu empfehlen.

Reizbarkeit und Aktivität

Ein hoher Wert in diesem Bereich zeigt, dass Sie versuchen, Ihre Anforderungen mit erhöhter Aktivität zu bewältigen. Ihr inneres Gleichgewicht ist verloren gegangen. Aus ayurvedischer Sicht liegt eine Pitta-Störung vor. Versuchen Sie Ihre Überaktivität in den Griff zu bekommen und kühlen Sie Ihr »Mütchen« durch kühlende, frische Nahrung. Bauen Sie überflüssige Energie durch bewegte Körperübungen aus dem Ayurveda-Yoga oder durch Ausdauersport ab. Nutzen Sie die

Atemtechniken aus dem Ayurveda-Yoga als schnelle Stresslöser.

Anforderungen

Ein hoher Wert in diesem Bereich zeigt, dass Sie sich deutlich überfordert fühlen. Permanente Überforderung führt letztlich zum Burn-out. Mit den Körperübungen und den Atemtechniken aus dem Ayurveda-Yoga und den mentalen Stresslösern der vierten Übungswoche können Sie Ihre Belastbarkeit verbessern. Sie finden zusätzliche Tipps unter »Gute Planung und Vorbereitung Ihrer Aktivitäten« (Seite 46).

Stresswahrnehmung

Ob man Stress als belastend wahrnimmt oder nicht, ist von Mensch zu Mensch unterschiedlich. Wenn Sie einen hohen Stresswert in diesem Bereich haben, arbeiten Sie besonders an Ihrer inneren Stabilität. Die vierte Übungswoche aus dem Ayurveda-Yoga mit den mentalen Stresslösern »Gedankenstopp, Positives Denken, Selbstmotivierung und Erfolgsvision« ist für Sie besonders wichtig.

Innere Energie

Bei einem hohen Wert in diesem Bereich ist Ihre Energie praktisch aufgebraucht. Ihr Akku ist nahezu leer. Sie sind auf dem Weg oder bereits im Bereich des Burnout-Syndromes. Aus ayurvedischer Sicht liegt bereits eine schwere Vata-Störung vor. Nutzen Sie alle Möglichkeiten der aktiven Regeneration aus dem Ayurveda-Yoga. Verbessern Sie Ihre körperliche Fitness und ernähren Sie sich möglichst optimal. Ayurvedische Heilpflanzen, insbesondere Ashwagandha, Bala und Brahmi sowie intensive ayurvedische Massagen mit Mahanarayana Thailam oder Balashwagandadi Thailam sind zusätzlich sehr nützlich. Sollten Sie aus eigener Kraft keine Verbesserung erreichen, suchen Sie möglichst rasch professionelle Hilfe.

Anerkennung

Belohnung und Lob motivieren, aktivieren und harmonisieren Körper und Geist. Zu wenig Anerkennung nimmt Ihnen Energie und erhöht das Risiko für stressbedingte Herz- und Kreislauferkrankungen. Bei hohen Werten in diesem Bereich sollten Sie einerseits Ihre körperliche und geistige Stabilität durch Ayurveda-Yoga verbessern. Nutzen Sie auch die Atemtechniken und die mentalen Stresslöser der vierten Übungswoche. Es kann allerdings auch notwendig sein, mit Ihrem Chef zu reden oder sich neue positive Ziele zu setzen.

Arbeit-Freizeit-Balance

Bei hohen Werten in diesem Bereich arbeiten Sie zu viel oder erholen sich zu wenig. Bei Ihrer Zielsetzung und Planung müssen Sie Ihre Freizeitaktivitäten ebenso planen wie Ihre Arbeit. Stabilisieren und harmonisieren Sie Ihren Körper und Ihre Psyche durch Ayurveda-Yoga. Beachten Sie auch die Tipps zu »Positive soziale Kontakte« und »Aktive, positive Zielsetzung« (Seite 46).

Soziales Umfeld

Soziale Unterstützung ist wichtig. Sie erhöht die Belastbarkeit und schützt vor stressbedingten Erkrankungen. Hohe Werte in diesem Bereich deuten auf Probleme mit Ihrem sozialen Umfeld hin.

Pflegen Sie »Positive soziale Kontakte« und berücksichtigen Sie diese auch bei Ihrer Zielsetzung.
Nehmen Sie sich Zeit für Gespräche mit Ihrem Partner, Ihren Kindern und mit Freunden!

Lebenssinn und Lebensziele

Wenn Sie hier einen niedrigen Wert haben, verfügen Sie über eine wichtige Kraftquelle für Ihr Leben. Wer das Leben sinnvoll gestaltet und positive Visionen und Ziele hat, wird Probleme leichter lösen und Herausforderungen besser meistern. Wenn Sie einen hohen Wert haben, können Sie mit dem Ayurveda-Yoga-Programm Ihre innere und äußere Stabilität verbessern und Ihre Wahrnehmung in positive Richtung lenken. Nutzen Sie auch die Tipps unter »Aktive, positive Zielsetzung« (Seite 46).

Handlungsspielraum

Ein hoher Wert in dieser Kategorie zeigt, dass Sie kaum Einfluss auf Ihre Aktivitäten haben. Sie werden weitgehend fremdbestimmt. Auf Dauer führt dies zu Leistungsabfall und Burn-out. Ändern Sie diese Situation schrittweise. Stärken und stabilisieren Sie Ihren Körper und Ihren Geist durch das Ayurveda-Yoga-Programm und optimale Ernährung. Ayurvedische Heilpflanzen wie Ashwagandha und intensive ayurvedische Massagen wie Thalodal können zusätzlich hilfreich sein. Eventuell besuchen Sie ein Stressmanagementseminar im Zusammenhang mit Kampfkunst (siehe unter »nützliche Adressen«). Lernen Sie »nein« zu sagen, und setzen Sie sich Ihre eigenen positiven Ziele!

Gesamtauswertung Teil 2

Risikofaktoren für ihre Gesundheit und Ihr Gesundheitszustand

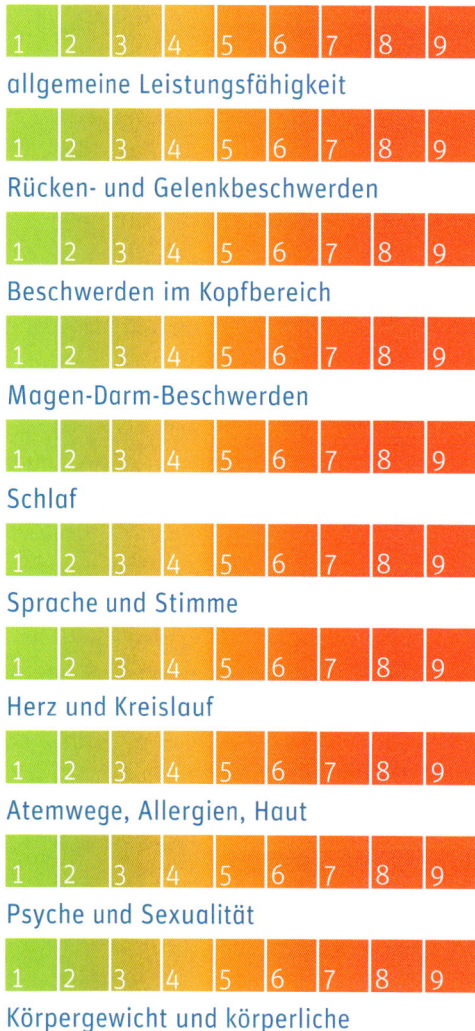

allgemeine Leistungsfähigkeit

Rücken- und Gelenkbeschwerden

Beschwerden im Kopfbereich

Magen-Darm-Beschwerden

Schlaf

Sprache und Stimme

Herz und Kreislauf

Atemwege, Allergien, Haut

Psyche und Sexualität

Körpergewicht und körperliche Aktivität

■ = 0 – 3 Punkte; ■ = 4 – 6 Punkte
■ = 7 – 9 Punkte

Im grünen Bereich:
= 0 – 3 Punkte
Sie erfreuen sich bester Gesundheit und haben offensichtlich kaum Probleme, mit Stress umzugehen. Üben Sie die für Sie wichtigen Teile aus dem 4-Wochen-Programm im Praxisteil. Es ist immer sinnvoll, die Möglichkeiten der eigenen Stressbewältigung zu verbessern und zu erweitern. Aktives Stressmanagement ist ein wesentlicher Bestandteil der Gesundheitsvorsorge im ayurvedischen Sinne.

Wichtig: Auch bei scheinbar geringen Problemen aus den Kategorien »Herz und Kreislauf« sowie »Atemwege, Allergien, Haut« und bei Tinnitus suchen Sie zu Ihrer eigenen Sicherheit einen Arzt auf.

Im unteren gelben Bereich:
= 4 Punkte
Ihre Gesundheit ist bereits beeinträchtigt. Sie haben immer wieder größere Probleme, mit Ihrem Stress umzugehen. Üben Sie konsequent das 4-Wochen-Programm aus dem Praxisteil und erlernen und/oder verbessern Sie die Techniken Ihrer Stressbewältigung, um schwerere Gesundheitsstörungen und einen Burn-out zu verhindern. Wichtig: Bei Problemen aus den Kategorien »Herz und Kreislauf« sowie »Atemwege, Allergien, Haut« und bei Tinnitus, oder wenn Ihnen Beschwerden aus den anderen Kategorien Sorge bereiten, suchen Sie zu Ihrer eigenen Sicherheit einen Arzt auf.

Im oberen gelben oder roten Bereich:
= 5 – 9 Punkte
Suchen Sie in jedem Fall möglichst rasch und bei Bedarf sofort einen Arzt und/oder

Psychologen auf, um Ihre Gesundheitsstörungen abzuklären und bei Bedarf zu behandeln. Beginnen Sie gleichzeitig mit aktivem Stressmanagement mit Hilfe von Ayurveda-Yoga und beachten Sie unbedingt die Bausteine des Stressmanagements. Üben Sie konsequent das 4-Wochen-Programm aus dem Praxisteil und erlernen und/oder verbessern Sie die Techniken Ihrer Stressbewältigung.

Tipps und Hinweise zu den einzelnen Kategorien:

Allgemeine Leistungsfähigkeit

Bei hohen Werten in diesem Bereich sind Ihre Kraft und Stabilität deutlich vermindert. Bis zum Burn-out ist es nicht mehr weit. Stabilisieren Sie Körper und Geist mit Hilfe des 4-Wochen-Ayurveda-Yoga-Programms. Üben Sie konsequent. Ernähren Sie sich gut. Zusätzlich können ayurvedische Heilpflanzen wie Ashwagandha, Bala, Brahmi oder Shatavari hilfreich sein. Auch ayurvedische Massagen mit Therapieölen wie Balashwagandadi Thailam oder Mahanarayana Thailam können Ihre allgemeine Leistungsfähigkeit verbessern.

Rücken- und Gelenkbeschwerden

Hohe Werte in diesem Bereich zeigen, dass Sie schwer an Ihren Belastungen tragen. Abnutzungserscheinungen, Entzündungen und Schmerzen können die Folge sein. Erhöhen Sie Ihre körperliche und psychische Belastbarkeit, indem Sie das 4-Wochen-Programm im Praxisteil konsequent üben. Nutzen Sie, wenn möglich, gleichzeitig ayurvedische Heilpflanzen wie Amrita und Shallaki. Wenn verfügbar, sind auch ayurvedische Massagen

mit Therapieölen wie Mahanarayana Thailam sehr nützlich. Bei massiven Rücken- und Gelenkschmerzen suchen Sie in jedem Fall einen Orthopäden oder Neurologen auf.

Beschwerden im Kopfbereich

Schmerzen im Kopfbereich sind nicht nur lästig, sondern vermindern auch die allgemeine Leistungsfähigkeit. Hoher Druck, Spannungen und Überlastung können zu diesen Symptomen führen. Bei Tinnitus, Hörsturz oder starkem Schwindel wenden Sie sich an einen Hals-Nasen-Ohren-Arzt. Bei massiven und sehr häufigen Kopfschmerzen gehen Sie zu einem Neurologen. Verbessern Sie Ihre körperliche und geistige Stabilität. Üben Sie dazu nach und nach das gesamte 4-Wochen-Programm aus dem Praxisteil. Sie können sich auch mehr als vier Wochen Zeit lassen. Setzen Sie sich nicht zusätzlich unter Druck. Die ayurvedischen Heilpflanzen

Ayurveda-Yoga
Extratipp

Bei trockenem Mund, Heiserkeit etc. ist das ayurvedische Mundspülen mit Öl (Gandusha) sehr hilfreich. Nehmen Sie dazu bis zu einen Esslöffel Oliven-, Sesam- oder Sonnenblumenöl in den Mund, und ziehen Sie es zwischen den Zähnen einige Zeit hin und her. Spucken Sie dann das Öl wieder aus, und putzen Sie anschließend die Zähne.

Bala, Brahmi, Koriander und Tulsi können hilfreich sein. Ayurvedische Therapien, insbesondere Kopfmassagen und Stirnölgüsse sind ebenfalls empfehlenswert.

Magen-Darm-Beschwerden

Magen– und Darmbeschwerden sind häufige Begleiterscheinungen bei unbewältigtem Stress. Bei hohen Stresswerten in diesem Bereich, ist eine optimale, stressreduzierende Ernährung besonders wichtig. Aus den Ayurveda-Yoga-Programmen sind die Körperübungen und die Atemtechniken der ersten beiden Wochen besonders nützlich. Je nach Art der Beschwerden helfen ayurvedische Heilpflanzen wie Amalaki, Amrita, Ingwer, Koriander und Triphala. Ayurvedische Massagen mit Therapieölen und Vasti sind ebenfalls sehr empfehlenswert. Bedenken Sie: Eine gute Verdauung ist die Grundlage für Ihren gesamten Stoffwechsel.

Schlaf

Bei hohen Werten in diesem Bereich ist Ihr Schlaf gestört. Ihnen fehlt eine wesentliche Möglichkeit zur Regeneration. Schwere Schlafstörungen führen rasch zu Leistungsabfall und weiteren körperlichen und psychischen Symptomen. Letztlich ist ein Burn-out die Folge. Üben Sie konsequent Schritt für Schritt alle Übungen des 4-Wochen-Programms. Optimieren Sie Ihre Ernährung und nutzen Sie alle Möglichkeiten der aktiven und passiven Regeneration (siehe Seite 47 f.). Ayurvedische Heilpflanzen wie Ashwagandha, Brahmi und auch Lavendel sind sehr hilfreich. Auch alle Vata senkenden Ayurveda-Therapien und -Massagen insbesondere Kopf-

massagen, Stirnölgüsse und Vasti (kleine Öleinläufe) helfen effektiv.

Sprache und Stimme

Stressbedingte Probleme in diesem Bereich sind zwar nicht bedrohlich, aber sie können sehr lästig und anstrengend sein. Üben Sie Schritt für Schritt die Körperübungen aus dem 4-Wochen-Programm in Verbindung mit dem Atem. Besonders wichtig sind für Sie die schnellen Stresslöser und die mentalen Techniken. Brahmi und Sandelholz können zusätzlich nützlich sein. Auch alle Vata senkenden Therapien und Massagen sind wirksam.

Herz und Kreislauf

Bei hohen Werten in dieser Kategorie suchen Sie in jedem Fall einen Internisten auf und lassen Sie Herz und Kreislauf gründlich untersuchen! Beginnen Sie mit den Übungen nach Rücksprache mit Ihrem Arzt. Arbeiten Sie in jedem Fall konsequent an Ihrem Stressmanagement. Üben Sie das gesamte 4-Wochen-Programm Schritt für Schritt. Optimieren Sie Ihre Ernährung und beachten Sie auch die Hinweise unter »Stabiles Umfeld und genügend Entspannung« (Seite 45). Ayurvedische Heilpflanzen wie Brahmi, Guggulu, Ingwer und Shallaki können zusätzlich nützlich sein. Auch ayurvedische Therapien wie Ölmassagen und Stirnölgüsse (siehe Anhang) sind effektiv.

Atemwege, Allergien, Haut

Bei hohen Werten in dieser Kategorie lassen Sie sich in jeden Fall je nach Bedarf von einem Internisten oder Hautarzt untersuchen und beraten. Nutzen Sie alle

Möglichkeiten des 4-Wochen-Programms. Bei Atemproblemen und Asthma bronchiale sind alle Atemtechniken besonders wichtig. Stabilisieren Sie Körper und Geist aber auch durch die effektiven Körperübungen und eine gute Ernährung. Bei Bedarf sind ayurvedische Heilpflanzen wie Ashwagandha, Brahmi, Shallaki und Shatavari hilfreich. Ayurveda-Therapien sind ebenfalls sehr nützlich, sollten aber nur nach Rücksprache mit einem kompetenten Ayurveda-Spezialisten angewandt werden.

Psyche und Sexualität

Bei hohen Werten in diesem Bereich haben Sie Probleme bei einem wichtigen Motor unseres Lebens. Scheuen Sie sich nicht, einen Arzt oder Therapeuten Ihres Vertrauens aufzusuchen. Grundlage, um Probleme im Bereich Psyche und Sexualität zu lösen, ist immer ein gutes Stressmanagement. Üben Sie konsequent das gesamte 4-Wochen-Programm. Harmonisieren und stabilisieren Sie dadurch Körper und Geist. Ayurvedische Heilpflanzen wie Ashwagandha (für Männer) und Shatavari (für Frauen) sind sehr effektiv. Zusätzlich sind intensive Massagen zum Beispiel mit Mahanarayana Thailam oder Balashwagandadi Thailam sehr wirkungsvoll. Neben Selbstmassagen sind auch ayurvedische Partnermassagen, speziell bei Schwierigkeiten im sexuellen Bereich, sehr zu empfehlen.

Körpergewicht und körperliche Aktivität

Bei hohen Werten in dieser Kategorie sind Ihre Probleme zu hohes Gewicht, schlechter Stoffwechsel und zu wenig Bewegung.

Verbessern Sie Ihren Stoffwechsel und Ihre Beweglichkeit mit Hilfe des 4-Wochen-Programms. Üben Sie konsequent und intensiv. Sie müssen sich anstrengen und sollen durchaus ins Schwitzen kommen! Ayurvedische Heilpflanzen, insbesondere Balsambirne, Guggulu und Trikatu, aber auch Ingwer, Triphala und Zimt verbessern den Stoffwechsel und sind sehr wirkungsvoll. Intensive und stoffwechselaktivierende Ayurvedatherapien, zum Beispiel Massagen mit Sahacaradi Thailam, bauen zusätzlich Fett ab und verbessern den Stoffwechsel.

An dieser Stelle geben wir Ihnen noch zwei asiatische Lebensweisheiten mit auf Ihren Weg:

- **Die Gesundheit des Menschen hängt ab vom harmonischen Zusammenspiel unserer Instinkte.**

- **Die Lebensspanne ist dieselbe, ob man sie lachend oder weinend verbringt.**

Ayurveda-Yoga

Wege der Stressbewältigung

Stressbewältigung im Sinne von Ayurveda-Yoga bedeutet eine Lebensführung, die mit der eigenen Konstitution harmoniert. Für die ideale Balance sind gute körperliche und psychische Grundlagen und ein gutes Stressmanagement notwendig.

So finden Sie Ihre Stressbalance

Zu den Bausteinen der Stressbewältigung mit Hilfe von Ayurveda-Yoga gehören eine aktive Regeneration mit Hilfe von Körperübungen, Atemübungen und Entspannung, eine Verbesserung der körperlichen Fitness, schnelle Stresslöser (Atemtechniken, mentale Techniken), ein Leben in der Gegenwart (hier und jetzt), die Verbesserung des Selbstwertgefühls und der bewussten Wahrnehmung und eine gesunde, vollwertige Ernährung nach ayurvedischen Richtlinien. Wichtig sind auch positive soziale Kontakte, eine aktive, positive Zielsetzung, eine gute Vorbereitung Ihrer Aktivitäten sowie genügend Schlaf.

Ayurveda-Yoga gegen Stress

Sehr wichtige Teile eines individuellen und effektiven Stressmanagements finden Sie im 4-Wochen-Programm im Praxisteil (siehe S. 52 ff.). Mit Hilfe dieses speziellen Yoga-Übungsprogramms können Sie aktiv regenerieren. Sie verbessern Ihre gesamte körperliche Fitness und Ihr Selbstwertgefühl. Sie lernen in der Gegenwart, im Hier und Jetzt, zu leben und Ihre Umwelt bewusst und positiv wahrzunehmen. Sie erlernen außerdem, die für eine effektive Stressbewältigung notwendigen, schnellen Stresslöser.

Die einzelnen Teile dieses Ayurveda-Yoga-Programms möchten wir Ihnen im Folgenden näherbringen mit interessanten Beschreibungen von Nutzen und Wirkung, mit Tipps aus dem Ayurveda und Hinweisen zu weiteren Möglichkeiten der Stressbewältigung.

Aktive Regeneration (Ayurveda-Yoga-Programme etc.)

Aktive Regeneration dient mehreren Zielen:
- Wiederherstellung, Erhalt und Verbesserung der körperlichen Leistungsfähigkeit
- Wiederherstellung, Erhalt und Verbesserung der geistigen Leistungsfähigkeit

- Abbau der Energiepotenziale, die beim Stressmechanismus entstehen, aber meist nicht direkt abgebaut oder verbraucht werden können.

Mit Hilfe der aktiven Regeneration wird die »eigene Batterie« wieder aufgeladen. Der Energieverlust durch die Aktivitäten im Alltag muss immer wieder ausgeglichen werden. Es darf kein Energiedefizit entstehen. Verbrauchen Sie permanent und über längere Zeit mehr Energie als Sie wiederaufladen können, ist ein Burnout programmiert. Der eigene Akku ist dann einfach leer.

Gut geeignet und effektiv zur aktiven Regeneration sind:

- die ausgewählten Ayurveda-Yoga-Programme im Praxisteil
- Ausdauersport
- Meditation

Auch meditative Techniken sind eine Form der aktiven Regeneration. Mit Ihrer Hilfe werden besonders die geistigen Qualitäten regeneriert und harmonisiert. Auch körperliche Stresssymptome wie zum Beispiel Bluthochdruck können durch Meditation verbessert werden.

Tu erst das Notwendige, dann das Mögliche und plötzlich schaffst du das Unmögliche.
(Franz von Assisi)

Gesundheitsorientiertes Fitnesstraining mit Ayurveda-Yoga

Körperliche Fitness ist die beste Grundlage und Voraussetzung aktiven Stressmanagements. Gesundheitsorientierte körperliche Fitness umfasst im Detail:

- aerobe Ausdauer
- Kraft
- Beweglichkeit
- Koordinationsfähigkeit
- Atemtraining

Empfehlenswert sind vor allem regelmäßige Aktivitäten, bei denen alle Bestandteile der körperlichen Fitness ausgewogen und regelmäßig geübt werden. Gut geeignet sind neben den Ayurveda-Yoga-Programmen auch alle Formen des gesundheitsorientierten Fitnesstrainings. Gut geeignet für den Bereich Stressmanagement sind auch asiatische Kampfsportarten (Kampfkünste). Gestärkt werden Kraft und Ausdauer, Mut und Willenskraft, Geduld, aber auch Zielstrebigkeit und Durchsetzungsvermögen. Dies führt zur Verbesserung der körperlichen Fitness, der Konzentrationsfähigkeit und der

Ayurveda-Yoga
Extratipp

Mit Hilfe des 4-Wochen-Ayurveda-Yoga-Programms verbessern Sie Ihr körperlich-geistiges Gleichgewicht. Nutzen Sie aber auch alle anderen Bausteine der Stressbewältigung. In manchen Bereichen wirkt sich ein Mangel oder Fehler sehr rasch negativ aus, in anderen können Sie Fehler relativ lange, aber nie auf Dauer kompensieren.

Entwicklung des Selbstwertgefühls. Kreativität und Selbstdisziplin, aber auch innere Ruhe und Gelassenheit werden gesteigert. Insgesamt wird, ähnlich wie durch Ayurveda-Yoga, die körperlich-geistige Balance verbessert.

Sport, asiatische Kampfkünste und Ayurveda-Yoga schließen sich nicht aus, sondern können sich, gut geübt, ideal ergänzen. Asiatische Kampfkünste, Ayurveda und Yoga haben auch denselben kulturellen Ursprung.

Die Säulen der körperlichen Fitness

Die körperliche Fitness ruht insgesamt auf fünf Säulen:

1. Die aerobe Ausdauer

Beim aeroben Ausdauertraining steht jeder Körperzelle jederzeit genügend Sauerstoff zur Verfügung. Es wird mit niedriger bis mittlerer Intensität geübt. Die Herzfrequenz sollte zwischen 55 und 85 Prozent der maximalen Herzfrequenz liegen. Bei dieser Art von Ausdauertraining kommen die vielfältigen positiven Effekte für das Herz, das Gefäßsystem, die Lunge, die Muskulatur, das Immunsystem, die Psyche usw. besonders zur Geltung.

Betrachten wir hier nur unser Herz, den Motor unseres Körpers, und unsere Pulsfrequenz. Bei einem Ruhepuls von ca. 75 Schlägen pro Minute und einer geringen körperlichen Belastungsfähigkeit ist der Spielraum für körperliche und auch für psychische Belastungen sehr gering. Der Puls wird rasch auf »180« sein – das Stadium der Panikreaktion ist schnell erreicht. Ausdauertraining im niedrigen aeroben Bereich (Grundlagenausdauer) hat vielfältige positive Wirkungen für die Gesundheit:

- Ausdauertraining ist Grundlage des Stressmanagements.
- Ausdauertraining optimiert die Funktion von Herz und Kreislauf.
- Ausdauertraining senkt den Blutdruck.
- Ausdauertraining verbessert den Stoffwechsel.
- Ausdauertraining senkt den Cholesterinspiegel.
- Ausdauertraining vermindert das Risiko, an Diabetes mellitus zu erkranken.
- Ausdauertraining vermindert das Risiko, an bestimmten Krebsarten zu erkranken.
- Ausdauertraining verbessert die Immunabwehr.
- Ausdauertraining verbessert die Gehirndurchblutung.
- Ausdauertraining schult die Psyche und erhöht das Durchhaltevermögen.

Gutes Ausdauertraining ist möglich durch bestimmte Übungen aus dem Ayurveda-Yoga (siehe ab Seite 55 ff.), durch Joggen, Walking, Radfahren oder Bergwandern. Zumindest dreimal 20 Minuten, besser noch dreimal 40 bis 60 Minuten pro Woche sollten Sie Ihre Ausdauer trainieren.

2. Die Kraft

Das Training der wichtigen großen Muskelgruppen des Körpers (Rücken, Bauch, Brust, Schultern, Arme und Beine) ist eine unabdingbare Voraussetzung für die körperliche und psychische Stabilität, Belastbarkeit und für jede Bewegung des Körpers. Ziel ist eine funktionsfähige, gut durchblutete und flexible Muskulatur, nicht maximale Kraft! Kraft kann durch Ayurveda-Yoga mit dem eigenen Körper oder im Kraftraum mit Geräten ausgewogen geübt werden.

3. Die Beweglichkeit

Wenn Sie die Natur beobachten, werden Sie bemerken, dass sich jedes Tier – zum Beispiel Hund oder Katze – von Zeit zu Zeit dehnt. Dehnen verbessert die Funktionsfähigkeit des Bewegungsapparats und sorgt für Flexibilität auch im übertragenen Sinne. Wenn Sie körperlich beweglich sind, werden Sie auch bei beruflichen Anforderungen beweglicher reagieren können. Und: Dehnen wirkt entspannend.

4. Die Koordinationsfähigkeit

Bei jedem Schritt arbeiten über 50 Beinmuskeln zusammen. Bei der Bewegung des ganzen Körpers muss ein Vielfaches an Muskeln, Sehnen und Gelenken präzise koordiniert werden. Das Ziel ist es, die Kraft und Beweglichkeit in optimale flüssige Bewegungen umzusetzen. Dieses Ziel wird durch koordinativ anspruchsvolle Übungsteile aus dem Ayurveda-Yoga erreicht. Zusätzlicher Effekt ist die Verbesserung des Denkvermögens. Dadurch können Sie auch berufliche Anforderungen zielgerichteter und effektiver bewältigen und die Ihnen gestellten Aufgaben besser koordinieren.

5. Das Atemtraining

Durch richtiges Einatmen wird jede einzelne Zelle unseres Körpers, auch unser Gehirn, mit Sauerstoff, der Energie des Lebens, versorgt. Richtiges Atmen verbessert auch die Versorgung des Körpers mit Stickstoffmonoxid. In kleinen Mengen

Ayurveda-Yoga
Extratipp

Besonders die ausgewählten Ayurveda-Yogaprogramme dehnen, kräftigen und entspannen gleichzeitig, verbessern die Durchblutung der Muskulatur und der Organe, vitalisieren, vermindern das durch Stress angestaute Energiepotenzial, erhöhen die positive Energie und verbessern die Harmonie von Körper und Geist.

arbeitet Stickstoffmonoxid im Körper als Neurotransmitter, Stresslöser, Vasodilatator (Erweiterung von Blutgefäßen) usw. Atemtraining und Atemübungen sind ausgesprochen wichtig und dienen vielfältigen Zwecken. Zum einen werden durch konsequentes Atemtraining das Lungenvolumen und das Volumen jedes Atemzugs erhöht und damit die mögliche Sauerstoffzufuhr verbessert. Zum anderen kann über die Atmung das Aktivitätsniveau erhöht oder vermindert werden. Gezielte Atmung kann den Stoffwechsel steigern oder beruhigen: So verbessert eine tiefe Einatmung die Sauerstoffzufuhr, während eine tiefe und rasche Einatmung zu einer Erhöhung des Aktivitätsniveaus führt. Tiefe Ausatmung dagegen wirkt beruhigend auf unser autonomes Nervensystem. Durch tiefe, bewusste Ausatmung, insbesondere durch »Bauchatmung« kann die Wirkung von Stress vermindert werden. Bestandteil jedes der vier Ayurveda-Yoga-Programme im Buch ist dementsprechend eine Atemübung.

Denken Sie immer daran: Das Üben und das Verbessern Ihrer körperlichen Fitness sind eine wesentliche Voraussetzung für Ihre geistige Fitness, für Ihre körperlich-geistige Balance sowie für ein dauerhaft funktionierendes Stressmanagement. Dieses Wechselspiel der Kräfte funktioniert aber nur, wenn Sie die Kunst der Motivation beherrschen. Der römische Philosoph Seneca hat es auf den Punkt gebracht: »Nicht wollen ist der Grund, nicht können nur der Vorwand.«

Schnelle Stresslöser (Atemtechniken, mentale Techniken)

Schnelle Stresslöser können jederzeit und fast an jedem Ort eingesetzt werden. Sie dienen der raschen Kontrolle von Stressreaktionen, der raschen Beseitigung oder Verminderung der Folgen von akutem oder chronischem Stress, der Vermeidung der krank machenden Folgen von Stress, usw. Sie bewirken, dass Sie auch bei Bedingungen, unter denen Stress nicht zu vermeiden ist (Beispiele: Prüfungssituationen, sportlicher Wettkampf), ruhig und dennoch aktiv sein können. Je nach Bedarf können dabei entspannende, harmonisierende, aktivierende und/oder motivierende Techniken angewandt werden.

Folgende Techniken werden im Praxisteil bei den Ayurveda-Yoga-Programmen beschrieben und geübt:

Atemtechniken:
- die Bauchatmung
- die dreiteilige, vollständige Atmung
- die dreiteilige, rhythmische Atmung
- die Blasebalgatmung

Mentale Techniken zur Entspannung, Harmonisierung und Veränderung negativer Denkweisen:
- Entspannungsatmung
- Atemfluss beobachten
- Atem zählen
- Gedankenstopp
- positives Denken

Diese mentalen Techniken sind im Ayurveda-Yoga in die Atemtechniken integriert und brauchen nicht getrennt geübt zu werden.

Mentale Techniken zur Steigerung der Motivation und Verbesserung des Selbstbewusstseins:
- Selbstmotivierung
- Erfolgsvision

Vielleicht denken Sie beim Thema »schnelle Stresslöser« einfach an den schönen Satz von Ernst Kirchgässen, der da lautet: »Ich freue mich jedes Mal, wenn schlechtes Wetter ist, denn wenn ich mich nicht freue, ist auch schlechtes Wetter.«

Leben in der Gegenwart (hier und jetzt)

Die Fertigkeit, seine Gedanken auf die Gegenwart zu konzentrieren, ist ein hervorragendes Mittel zur Stressbewältigung und eine wichtige Grundlage für Lebensfreude und Leistungsfähigkeit.

Achten Sie auf Ihre Gedanken, und lernen Sie mit Ayurveda-Yoga, diese anfangs nur zu beobachten. Dann lernen Sie, Ihre Gedanken zurückzuholen, wenn Sie abschweifen. Achten Sie darauf, dass Sie wirklich bei der Tätigkeit sind, die Sie gerade verrichten. Statt über Vergangenes nachzugrübeln, sollten Sie Ihren Geist darauf trainieren, aufmerksam und wach bei der gerade ablaufenden Situation zu bleiben. Die wichtigsten mentalen Techniken, die Sie dazu benötigen, finden Sie im Ayurveda-Yoga-Praxisteil.

Verbinden Sie Atemübungen mit mentalen Techniken, um sich, je nach Bedarf, zu konzentrieren, zu entspannen, in Balance zu bringen oder zu aktivieren. Integrieren Sie die erlernten Techniken in Ihre Alltagsaktivitäten (z.B. Rasen mähen, Kochen, Brief schreiben etc.). Achten Sie auf die Einzelheiten Ihrer Aktivität; registrieren Sie die zugehörigen Geräusche, Bewegungen, Gerüche.

Planen und Organisieren sind wichtig und hilfreich. Die Vergangenheit ist dabei nützlich, um Fehler oder Mängel zu erkennen. Jeder Mangel ist jedoch eine Chance für Veränderungen, die genutzt werden sollte. Haften Sie nicht an der Vergangenheit.

Die Vergangenheit sollte ein Sprungbrett sein, nicht ein Sofa!
(Harold Macmillan)

Selbstwertgefühl und bewusste Wahrnehmung

Sich selbst bewusst sein (= Selbstbewusstsein) und seine eigenen Stärken und auch Schwächen kennen, ist ein wesentlicher Bestandteil aktiver Stressbewältigung. Unser Selbstwertgefühl wird geprägt durch Ereignisse der Vergangenheit (Kindheit, Schule, Erziehung, Beruf). Ein Mensch mit einem schwachen Selbstbe-wusstsein interpretiert eine Situation als bedrohlich, die ein Mensch mit starkem Selbstwertgefühl als Herausforderung ansieht. Das eigene Selbstwertgefühl beeinflusst daher Denken, Wahrnehmung und unsere Reaktion auf Stress. Das folgende Ablaufschema verdeutlicht »die Macht der Gedanken«.

Der Ablauf bei jedem Reiz:
- das auslösende Ereignis (Reiz, Sinneswahrnehmung, Vorstellung)
- unsere Wahrnehmung und Beurteilung der Situation (abhängig von unserem Selbstwertgefühl, unserer »Sichtweise« und unseren körperlichen und geistigen Möglichkeiten)
- unsere Reaktion

Ein Beispiel: Ihnen begegnet ein Hund auf der Straße. Als Hundeliebhaber werden Sie sich freuen und den Hund vielleicht streicheln. Haben Sie eine Hundephobie, stellen Sie sich vor, er könnte Sie beißen. Sie werden Angst haben und versuchen, der vermeintlichen Gefahr aus dem Weg zu gehen.

Auf die Situation und unsere Vergangenheit, die unser Selbstwertgefühl prägt, haben wir keinen Einfluss. Die Wahrnehmung der jeweiligen Situation können wir jedoch aktiv steuern. Die Wahrnehmung ist dabei direkt vom Selbstbewusstsein abhängig.

Wege zu besserem Selbstbewusstsein und zur bewussten Wahrnehmung:

- Verbessern Sie Ihre körperliche und mentale Fitness und Stabilität durch Ayurveda-Yoga, gute Ernährung und Sport.

- Stellen Sie keine unrealistischen oder perfektionistischen Ansprüche an sich und Ihre Umwelt.
- Haften Sie nicht mit Ihren Gedanken an der Vergangenheit! Die Scherben und Misserfolge von gestern sind unveränderlich und vorbei, überholt vom Lauf der Zeit!
- Hinterfragen Sie immer wieder Ihre Denkmuster! Werden Sie sich Ihrer Gedanken bewusst. Nur dann haben Sie die Möglichkeit, Veränderungen vorzunehmen.
- Vermeiden Sie Formulierungen wie »ich sollte«, »ich muss«, »hätte ich doch« oder ähnliche!
  Verwenden Sie stattdessen »ich entscheide für mich, dass ...«. Setzen Sie klare, realistische, positiv formulierte Ziele!
- Erlernen Sie beruhigende und aktivierende Atemtechniken.
- Erlernen Sie mentale Techniken zur Verbesserung der körperlich-geistigen Balance, zur raschen Entspannung, zur Unterbrechung und Veränderung negativer Denkweisen und zur Steigerung der Motivation und des Selbstbewusstseins mit Hilfe der Ayurveda-Yoga-Programme (siehe Praxisteil ab S. 52 ff.).
- Lernen Sie, sich mit Ayurveda-Yoga bewusst zu kräftigen und zu stabilisieren, zu dehnen, zu harmonisieren, aktiv zu entspannen usw.

Durch Verbesserung des Selbstwertgefühls und Veränderung der Wahrnehmung kann eine bedrohliche oder langweilige Situation in eine faszinierende Herausforderung umgewandelt werden. Nutzen Sie die Kraft Ihrer Gedanken!

Essen gegen Stress – die gesunde Ernährung

Das Wort »Lebens-Mittel« zeigt uns deutlich den Wert und die Wichtigkeit einer guten Ernährung. Dennoch ist ein großer Teil der sogenannten Zivilisationskrankheiten ernährungsbedingt. Die Grenzen zwischen stress- und ernährungsbedingten Erkrankungen sind fließend (z. B. bei Fettsucht, Diabetes mellitus, Typ 2).

Verändern Sie, wenn nötig, Ihr Essverhalten!

Wenn Sie sich dabei erwischen, dass Sie unnötig Nahrungsmittel in sich hineinstopfen, versuchen Sie, Ursache oder Auslöser herauszufinden.
Häufig besteht auch ein Zusammenhang zwischen der Stimmungslage und der Art der Nahrungsmittel. Ersetzen Sie wann immer es geht Torten, Nüsse, Chips oder Popcorn durch Obst und Gemüse. Beißen Sie hier Stress und Ärger hinein.

Essen Sie sich fit und dynamisch!

Nahrungsmittel können Stimmungen beeinflussen. Sie können anregend oder beruhigend wirken usw. Essen Sie nach Ayurveda *sattvisch*.
Sattva beschreibt im Ayurveda und im Yoga alle positiven psychischen Eigenschaften. Und diese Merkmale sind es auch, die einen erfolgreichen, beliebten Menschen ausmachen. Die nicht erwünschten psychischen Eigenschaften sind *rajas* und *tamas*. Diese Eigenschaften sind es, die Erfolglosigkeit, Unbeliebtheit, fehlende Stressbalance, gesundheitliche

Störungen bis hin zu Gesundheitsschäden mit verursachen können. Dabei ist durchaus nicht nur Fastfood, sondern insbesondere zuviel Fett und Alkohol, aber auch, die in Deutschland so beliebte Wurst für ein zu hohes *raya* oder *tamas* verantwortlich. Ernähren Sie sich mit sattivischen, stressreduzierenden Lebensmitteln.

Die folgende Tabelle gibt Ihnen einen Überblick:

	Sattva	Rajas	Tamas
Eigenschaften	voll Energie aktiv fair zielstrebig mutig ausgeglichen stabil maßvoll	überehrgeizig gestresst überaktiv unfair gereizt aggressiv grausam intolerant instabil unberechenbar	ziellos ohne Energie faul, träge hinterhältig feige passiv unbeweglich gierig
Nahrungsmittel, welche die Eigenschaft vermehren	frisch saftig süß (Kohlenhydrate) voll Energie nahrhaft reich an ungesättigten Fettsäuren (v.a. Omega-3-Fettsäuren)	unnötig viel Fett zu scharf zu salzig blutig zu viel Koffein zu viel Alkohol	alt zu trocken konserviert verkocht ohne Energie sehr viele schlechte Fette reich an gesättigten Fettsäuren
Beispiel für Nahrungsmittel	Weizen, Reis, Milch, Gemüse, Früchte, Nüsse, Rohrzucker, Honig, gute Öle, Fisch etc.	zu viele scharfe Gewürze, viel rotes Fleisch (insbesondere roh), zu viel Alkohol und Kaffee	Konserven, Wurst, Geräuchertes, Schweinefleisch etc.

Sie können mit Ihrer Ernährung Ihre psychische Verfassung und Ihre innere Energie steuern.

Denke immer daran: »Du bist, was du isst!«

Ernährungstipps zum Stressabbau

Es gibt keine Ernährungsweise, die für jeden Menschen richtig und gut ist. Strenge Diäten sind in jedem Fall unsinnig, nehmen dem Essen jedes Vergnügen und den stressabbauenden Effekt. Ausführliche Ratgeber zur Ernährung nach ayurvedischen Richtlinien finden Sie im Literaturverzeichnis. Ausführliche Hinweise finden Sie auch in »Gesund und leistungsfähig durch Ayurveda im Sport«.

- Essen Sie mehr Früchte und Gemüse. Sie versorgen den Körper dadurch mit Nährstoffen, Vitaminen, Spurenelementen, Mineralien und Ballaststoffen.

Ayurveda-Yoga
Extratipp

Auch durch Ihr Verhalten, also auch durch Ihre Art, Ayurveda-Yoga zu üben, können Sie Sattva verbessern. Üben Sie ausgeglichen, zielstrebig, kraftvoll, fair zu sich selber, aktiv und im richtigen Maß! Üben Sie überehrgeizig oder über Ihr individuelles Maß hinaus, erhöhen Sie Rajas. Wenn Sie zu bequem beim Üben sind, steigern Sie Tamas. Dasselbe gilt auch für Sport und Bewegung.

- Essen Sie möglichst frische oder frisch zubereitete Nahrungsmittel. Die Energie und der Gehalt insbesondere an Vitaminen ist bei Konserven oder gelagerten Lebensmitteln deutlich reduziert.
- Verwenden Sie Vollkornprodukte. Stress verbraucht neben Nährstoffen besonders die B-Vitamine. Vollkornprodukte sind reich an diesen Antistressvitaminen.
- Sorgen Sie für ausreichende Vitaminversorgung. Unter Stress wird das Immunsystem stark beansprucht. Die Menge freier Radikale, die unsere Zellwände schädigen, ist erhöht. Bei starken Belastungen durch Stress oder auch im Leistungssport ist die zusätzliche Einnahme von Vitaminen als Nahrungsergänzung sinnvoll.
- Die Versorgung mit Spurenelementen muss gesichert sein. Die Spurenelemente sind an fast allen Stoffwechselprozessen beteiligt. Ein Mangel führt zu Zellschäden, schlechtem Stoffwechsel, schlechter Gehirnfunktion, schlechter Immunabwehr usw. Wichtige Beispiele sind Selen (»Radikalfänger«) und Zink (»Aufbau von Haut, Schleimhäuten, Haaren und Nägeln«; »Stoffwechsel inkl. Gehirnstoffwechsel« und »Steigerung der Abwehrkraft«). Auch hier ist bei hoher Belastung eine Versorgung über Nahrungsmittel (Mindestmenge 650 g Obst und Gemüse täglich) oft schwierig.
- Optimieren Sie die Mineralstoffversorgung. Magnesium ist zum Beispiel notwendig zur Entspannung unserer Muskulatur. Nur eine entspannte Muskulatur kann effektiv arbeiten. Genügend Magnesium ist insbesondere auch notwendig für eine optimale Herzfunktion.

- Meiden Sie größere Mengen kurzkettiger Kohlenhydrate. Kurzkettige Zucker führen nach einem Blutzuckeranstieg und einem anfänglichen Energieschub über die Gegenregulation (Insulin) zu einem deutlichen Abfall des Blutzuckerniveaus, eventuell bis zur Hypoglykämie (Unterzucker). Die Leistungsfähigkeit ist dann herabgesetzt, die Stimmung Richtung Missmut, Ärger und Depression verändert.
- Eiweiß ist wichtig – zu viel ist unnötig! Knapp ein Gramm pro Kilogramm Körpergewicht pro Tag ist ideal, 0,5 Gramm pro Kilogramm ist der Minimalbedarf.
- Essen Sie weniger tierische Fette (außer Fisch)! 25 bis 30 Prozent der täglichen Kalorienzufuhr sollen durch Fette gedeckt werden. Dabei sollen Fette mit einem hohen Gehalt an essenziellen, ungesättigten Fettsäuren bevorzugt werden. Achten Sie besonders auf eine ausreichende Zufuhr an Omega-3-Fettsäuren, die in guten Ölen wie Oliven- oder Sojaöl, in Hülsenfrüchten und Nüssen und vor allem in fettem Seefisch zu finden sind. Omega-3-Fettsäuren verbessern die Reizleitung im Nervensystem und im Gehirn. Sie wirken positiv bei Konzentrationsschwäche, Gedächtnisstörungen etc., und sie machen »Nerven wie Drahtseile«.
- Vermindern Sie den Alkoholgenuss! Das angenehme Gefühl durch Endorphinfreisetzung ist auch anders zu erreichen, zum Beispiel durch Ayurveda-Yoga, Sport, Entspannungsverfahren und sattvische Nahrungsmittel.
- Vermeiden Sie Nikotin!
- Reduzieren Sie, wenn nötig, den Koffeingenuss! Koffein wirkt anregend, fördert die Konzentration und Kreativität und verbessert die Stimmung. Aber nur, wenn in Maßen genossen. Einer anfänglichen Stimulierung folgt ansonsten ein rascher Energieabbau.
- Trinken Sie genügend! Eineinhalb bis zwei Liter pro Tag sollten es schon sein.
- Essen Sie regelmäßig und genießen Sie das Essen.

Ausgewählte ayurvedische Nahrungsergänzung

Cyavanprash (Amla-Mus) enthält Vitamine, Spurenelemente sowie regenerierende und stärkende Kräuter. Es ist eine ideale Form der Nahrungsergänzung und im Ayurveda ein wichtiges Rasayana, also ein Mittel, um möglichst lange jung und leistungsfähig zu bleiben.

Ashwagandha (Withania somnifera), Bala (Sida cordifolia), Brahmi (Bacopa monniera), Shatavari (Asparagus racemosus) etc. sind wirkungsvolle ayurvedische Kräuter zur Stärkung von Körper und Geist und zur schnelleren Regeneration. Eine genauere Beschreibung wichtiger ayurvedischer Heilpflanzen im Zusammenhang mit Stress und seinen Folgen finden Sie im Anhang.

Stabiles Umfeld und genügend Entspannung

Wer die folgenden Ratschläge hinsichtlich seines sozialen Umfelds und seines Abschaltbedürfnisses beherzigt, wird sehr rasch eine große innere Ruhe verspüren und sein Gleichgewicht wiederfinden.

Positive soziale Kontakte

Ein fester Freundeskreis, gute Bekannte und eine intakte Familie beeinflussen unsere Gesundheit und unsere Belastbarkeit nachweislich. Stresssymptome werden reduziert und die Wahrscheinlichkeit, an einer stressbedingten Erkrankung zu erkranken, wird vermindert. Die positive Unterstützung durch den Lebenspartner ist dabei besonders wichtig. Pflegen Sie daher Ihre sozialen Kontakte! Wenn Sie an Ihre Zielplanung gehen, berücksichtigen Sie die privaten Zielsetzungen (Partner, Familie, Urlaub, Freunde etc.) vorrangig. Die private Lebensplanung und Zielsetzung werden häufig vernachlässigt. Ein gutes soziales Netz ist jedoch eine der wichtigsten Grundlagen für Ihre psychische Gesundheit und Ihre Stressbalance.

Aktive, positive Zielsetzung

Wer das Ziel nicht kennt, kann den Weg nicht finden.
(Christian Morgenstern)

Der wichtige Bereich Zielplanung mit Jahresplanung, Lebensplanung usw. ist sehr umfangreich. Daher hier nur einige Hinweise:
Setzen Sie sich Ziele, die
- realistisch sind,
- zeitlich festgelegt sind,
- positiv formuliert sind,
- einen positiven Nutzen bringen für Sie selbst und andere Personen,
- persönlich erstrebenswert sind,
- visualisierbar sind,
- kontrollierbar sind.

Werden Sie sich klar über
- Ihre Lebensziele und Visionen,
- Ihre Jahresziele,
- Ihre kurzfristigen Ziele.

Formulieren Sie Ihre Ziele schriftlich! Setzen Sie sowohl private wie auch berufliche Ziele! Visualisieren Sie Ihre Ziele durch eine »Erfolgsvision«! Sie werden diese Ziele auch erreichen!
Wieso wir uns da so sicher sind? Ganz einfach: Auch der Langsamste ist immer noch schneller als derjenige, der ohne Ziel unterwegs ist.

Gute Planung und Vorbereitung Ihrer Aktivitäten

Der richtige Umgang mit der Zeit ist ein wesentlicher Punkt beim Abbau von Stress. Lassen Sie sich nicht durch Zeitmangel unter Druck setzen!
- Planen Sie Ihren Tagesablauf am besten schriftlich (Zeitplaner führen)!
- Ordnen Sie Ihre Aktivitäten nach Wichtigkeit!
- Delegieren Sie Aufgaben!
- Lernen Sie, »nein« zu sagen, freundlich, aber bestimmt!
- Planen Sie Zeit ein für Regeneration und Entspannung durch Ayurveda-Yoga und bei Bedarf mit sportlichen Aktivitäten!

Bereiten Sie sich auf Ihre Aufgaben so gut wie möglich vor!
Auf diese Weise werden Sie nicht auf dem falschen Fuß erwischt. Ohne Lernen auf eine Prüfung oder gewissenhafte Vorbereitung einer wichtigen Verhandlung geht es nicht.

Nutzen Sie mentale Techniken!
Mentale Techniken wie »Atem zählen«, »Gedankenstopp«, »positives Denken«, »Selbstmotivierung« oder »Erfolgsvision« ermöglichen Ihnen optimale Leistungen ohne unnötigen Stress. Kaum eine sportliche oder berufliche Höchstleistung ist ohne Einsatz dieser Techniken möglich! Diese Techniken sind ins 4-Wochen-Ayurveda-Yoga-Programm integriert.

Unser Leben ist das, wozu unser Denken es macht.

Passive Regeneration (Schlaf, Ayurveda-Massagen etc.)

Unser Körper hat seinen Rhythmus und seine innere Uhr auf den 24-Stunden-Tag eingestellt. Der Alltagsstress und die zeitliche Belastung nehmen jedoch häufig keine Rücksicht auf unseren Biorhythmus.

Ein ausreichender und ruhiger Nachtschlaf ist unersetzlich! Sehr effektiv kann jedoch auch ein regenerativer Kurzschlaf von zehn bis 30 Minuten Dauer sein. Ein solches Mini-Schläfchen macht topfit und kann nach Angaben von Schlafforschern bis zu zwei Stunden Nachtschlaf ersetzen! Menschen mit einer Kapha-Konstitution, sehr hohen Kapha-Anteilen oder einer Kapha-Störung nach Ayurveda sollen keinen Mittagsschlaf halten, da Ihr Stoffwechsel dadurch zu stark gesenkt wird.

Um die Regeneration zu beschleunigen, wenn nötig zu entschlacken und die Leistungsfähigkeit zu steigern, sind auch ayurvedische Massagen und andere Ayurveda-Therapien sehr nützlich. Besonders wirkungsvoll sind hier Massagen mit den passenden Ölen wie zum Beispiel Mahanarayana-Öl und insbesondere auch der Stirnölguss (Shirodhara).

Bestimmte Massagen können Sie auch in Form einer Selbstbehandlung durchführen (siehe Anhang). Nutzen Sie, wenn möglich, auch hierzu die besonders wirkungsvollen ayurvedischen Therapieöle. Sie können zur Entspannung aber auch einfach einmal ein warmes Bad nehmen. Sehr wirkungsvoll sind auch Düfte und Farben. Alle reinen, warmen und sanften Farben und die Farben der Natur steigern Sattva, harmonisieren Körper und Geist und wirken stresslösend. Besonders geeignet sind sanftes Gelb oder Orange, natürliches Grün und natürliches Blau. Wenn Sie sich für diesen Bereich interessieren, finden Sie nähere Hinweise auf der Homepage www.kinderarzt-grunert.de unter »Therapie über die Sinne«.

Ayurveda-Yoga

Extratipp

Manchmal reicht zur Entspannung schon ein warmes Bad. Die Wirkung lässt sich noch durch ayurvedische Düfte und Öle steigern. Besonders stresslösende Duftöle sind Tulsi (heiliges Basilikum), Lavendel und Sandelholz. Wer schnell abschalten muss, dem hilft auch ein Mini-Schläfchen, Power-Napping genannt, von zehn bis 30 Minuten Dauer.

Lebenstipps zur Stressbewältigung

Zum Abschluss dieses Kapitels möchte ich Ihnen 30 stresslösende Tipps mit auf den Weg geben.

Sagen Sie jeden Tag »guten Morgen« zu sich selber. (Phil Bosmans)

Bewegen Sie sich! Erhalten oder verbessern Sie Ihre körperliche Fitness.

Schulen Sie Körper und Geist zum Beispiel durch Ayurveda-Yoga.

Achten Sie auf eine gesunde Ernährung.

Ernähren und verhalten Sie sich sattvisch.

Verbessern Sie Ihr Selbstbewusstsein.

Nehmen Sie sich Zeit für sich!

Nehmen Sie sich Zeit für Ihren Partner und Ihre Kinder!

Nehmen Sie sich Zeit für die Schönheiten der Natur!

Setzen Sie sich realistische Ziele!

Planen Sie Ihre Zeit realistisch. Vergessen Sie nicht die Zeit für Schlaf und Urlaub.

Setzen Sie Prioritäten! Tun Sie die wichtigsten Dinge zuerst.

Lernen Sie, Verantwortung zu delegieren.

Lassen Sie Unwichtiges weg! Eine der wichtigsten »Utensilien« eines erfolgreichen Menschen ist der Papierkorb.

Sagen Sie »nein«, wenn Sie etwas wirklich nicht tun wollen; seien Sie dabei ehrlich zu anderen Menschen und sich.

Vergessen Sie die Scherben und den Schnee von gestern.

Verschwenden Sie Ihre Energie auch nicht unnötig an Zukunftssorgen!

Leben Sie mit Ihrem Geist in der Gegenwart.

Tun Sie alles, was Sie tun, bewusst und aufmerksam.

Sagen und denken Sie »Ich entscheide für mich, dass …« und nicht »Ich sollte« oder »Ich könnte« oder »Wäre doch«!

Sie benötigen weniger Energie, wenn Sie eine Aufgabe sofort erledigen, als wenn Sie diese immer vor sich herschieben.

Eignen Sie sich Techniken zur mentalen Regeneration an, und benutzen Sie diese.

Nutzen Sie Atemtechniken, um zu entspannen oder Energie zu tanken.

Machen Sie Entspannungspausen.

Nehmen Sie nicht zu viel Koffein und Alkohol zu sich.

Umgeben Sie sich mit Menschen, mit denen Sie offen reden können und die Sie unterstützen. Pflegen Sie diese Beziehungen.

Lachen Sie mehr!

Machen Sie jeden Tag etwas, das Ihnen Kraft gibt und das Sie wirklich gerne tun.

Achten Sie auf die Stille, den Raum zwischen den Gedanken, die Zeitspanne zwischen den Geräuschen.

Und: Vergessen Sie nicht, einmal stehen zu bleiben, um einen Schmetterling zu beobachten oder an einer Blume zu riechen.

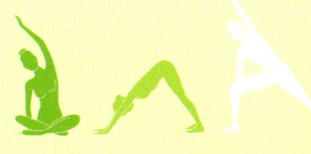

Das

4-Wochen-Programm

Lernen Sie, Ihren Stress wahrzunehmen und einzuordnen. Die Yogaübungen helfen Ihnen, Körper und Geist zu harmonisieren und zu stabilisieren. Die Atemübungen und mentalen Stresslöser sind wirksame Werkzeuge zur effektiven Stressbewältigung.

Die Vorbereitung im Überblick

Glücklicherweise können wir etwas gegen Stress unternehmen! Denn mit Hilfe des 4-Wochen-Programms können wir unsere Wahrnehmung, uns selbst und unseren Lebensstil verändern. Ziel dieses Yoga-Übungsprogramms ist es, Ihnen dabei zu helfen, Ihre Körpersysteme ins Gleichgewicht zu bringen. Sie werden lernen, sich zu entspannen und dadurch Klarsicht auf das Wesentliche zu gewinnen. Dadurch entwickeln Sie die Fähigkeit, einer jeweiligen Situation entsprechend Ihr Energiepotenzial anzuheben oder zu senken. Sie lernen Ihre Gedanken so weit zu kontrollieren, dass Sie Sorgen und negative Gefühle bewusst abschwächen können.

Mäßig, aber regelmäßig

Die Wechselwirkung von Gedanken, Gefühlen und Körpersystemen macht bewusst, dass ein ganzheitlicher Ansatz bei der Bewältigung von Stress notwendig ist.

Das jeweilige Programm für eine Woche umfasst praktische, schrittweise Anleitungen, wie Sie die erlernten Fähigkeiten mit Ihrem Alltag verbinden können. Die einzelnen Übungsprogramme dauern jeweils zwischen 20 und 30 Minuten. Das jeweilige Wochenprogramm beginnt mit einer theoretischen Einführung zum Schwerpunkt der Stressbewältigung. Nach dem theoretischen Teil folgt eine Wahrnehmungsübung, die Ihnen Ihr individuelles Stressmuster zu erkennen und verändern hilft. Dies ist eine Aufgabe, die Sie in Ihren Alltag mitnehmen, sie erfordert keinen zusätzlichen Zeitaufwand! Anschließend folgt das kleine Yogaprogramm mit einer Atemübung. Danach folgen Körperübungen zum Abbau muskulärer Verspannungen. Zu diesem Yogaprogramm gehören Übungen zur Kräftigung und zur Dehnung der Muskeln. Diese Kombination ist wichtig, da ein Gelenk oder auch die Wirbelsäule das volle Bewegungsspektrum haben soll (dafür ist es wichtig, dass die Muskulatur dehnbar ist) – zugleich aber auch durch kräftige Muskulatur gehalten werden muss.

Das 4-Wochen-Programm im Überblick

Mit diesen einfachen Tipps können Sie Ihre Stressfaktoren des Alltags entdecken und lösen. Dazu gönnen Sie Sich eine gewisse Zeit Yogapraxis. Sie werden bald den Erfolg spüren! Genießen Sie die Yoga-Übungsprogramme. Sie bieten eine Erholung von Ihren Alltagssorgen und sind eine Pause, in der Sie sich etwas gutes tun können. Wenn Sie sich die Zeit zum Üben nehmen, werden Sie sich bald wie ein neuer Mensch fühlen und den Erfolg spüren.

1. Woche:
Atmen Sie tief durch!

Die Aufgabe dieser Woche ist es, dass Sie sich regelmäßig auf körperliche Verspannungen überprüfen. Wo empfinden Sie Anspannung im Körper?
Als Atemtechnik lernen Sie die tiefe Bauchatmung als Entspannungsatmung. Am Ende der Woche werden Sie merken, wie Sie die Bauchatmung in Ihren normalen Tagesablauf integriert haben.

2. Woche:
Lösen Sie Anspannung durch Dehnung!

Die Aufgabe dieser Woche ist es, dass Sie die Ursachen Ihrer Verspannungen erkennen. Entstehen Verspannungen durch Ihre Arbeit oder Ähnliches? Beobachten Sie sich immer wieder in einem Spiegel.
Als Atemtechnik »Dreiteilige Vollständige Atmung« üben Sie diese Woche die Vollatmung. Mit diesem schnellen Stresslöser können Sie sich geistig beruhigen und körperlich entspannen, bevor Sie schwierige Situationen angehen.

3. Woche:
Balancieren Sie zwischen Aktivität und Ruhe aus!

Die Aufgabe dieser Woche ist es, dass Sie alle Ihre Gedankenbewegungen registrieren. Dann lernen Sie Ihre Denkmuster zu beeinflussen. Welche negativen Denkmuster bremsen Ihren Blick auf die schönen Dinge des Lebens? Als Atemtechnik üben Sie die »Dreiteilige Rhythmische Atmung«. Sie bremsen damit diese Woche den Schwall Ihrer Gedanken, indem Sie in den Atem einen Zählrhythmus integrieren.

4. Woche:
Verbinden Sie Wahrnehmung und Selbstbewusstsein

Aufgabe dieser Woche ist es , dass Sie Ihre Gedanken und Gefühle beobachten, welche aus einer Situation heraus entstehen. Wie nehme ich eine Situation wahr, wie reagiere ich? Als Atemtechnik der Woche üben Sie die »Blasebalgatmung«. Als mentale schnelle Stresslöser »Gedankenstopp, positives Denken, Selbstmotivierung und Erfolgsvision« üben Sie diese Woche die positive Zielsetzung durch Affirmation und Visualisierung.

»Den Augenblick immer als den höchsten Brennpunkt der Existenz, auf den die ganze Vergangenheit nur vorbereitete, ansehen und genießen, das würde Leben heißen!«
(Hebbel, Tagebücher, 23.4.1842)

So nutzen Sie das 4-Wochen-Programm optimal

- Üben Sie jedes der vier Programme eine Woche lang. Wenn möglich, sollten Sie jeden Tag üben. Ist das nicht zu realisieren, dann üben Sie das ganze Programm zu Beginn der Woche – vielleicht am Sonntag.
- Im Verlauf der Woche üben Sie das Programm eventuell aufgeteilt in verschiedene Abschnitte:
  morgens die Atemübung, Wahrnehmungsübung und ein bis zwei Körperübungen, abends einige Körperübungen und die bewusste Tiefenentspannung.
- Sie können verschiedene Übungen auch gut in Ihren Arbeitstag integrieren – zum Beispiel die aktive Bauchatmung im Auto, wenn Sie genervt an der roten Ampel warten müssen! Oder wenn Schultern und Nacken verspannt sind von der Schreibtischarbeit, dann üben Sie die Hals- und Schulterdehnung der zweiten Woche.
- Wenn Sie zu Hause üben, wählen Sie einen ruhigen Platz, an dem Sie einige Zeit ungestört üben können. Legen Sie eine rutschfeste Matte, eine Wolldecke, ein kleines Kissen (um es evtl. unter den Kopf zu legen), ein großes Handtuch (welches Sie gerollt evtl. unter die Knie legen können) und einen festen Gurt (evtl. ein Handtuch oder eine alte Krawatte) bereit.
- Beginnen Sie jede Yoga-Sequenz damit, dass Sie sich sammeln – auf sich selbst konzentrieren. Gönnen Sie sich bewusst diese Zeit, um etwas für sich selbst zu tun! Machen Sie sich bewusst, dass Sie die Fähigkeit der vollkommenen körperlichen, geistigen und seelischen inneren Harmonie nur aus Ihrem Inneren schöpfen können – ebenso wie auch die Harmonie, das Im-Gleichgewicht-Sein mit Ihrer Umwelt.
- Setzen Sie sich aufrecht hin, schließen Sie die Augen und achten Sie darauf, wie Sie sich körperlich fühlen und in welcher seelischen und geistigen Verfassung Sie sind.
- Wenn Sie eine Übung zu schwierig finden, haben Sie Geduld! Arbeiten Sie sich langsam und vorsichtig an die Grenze der eigenen Leistungsfähigkeit in der jeweiligen Übung heran. Bleiben Sie mit Ihrer ganzen Konzentration und einer fließenden Atmung im Bereich des Körpers, der gerade gedehnt oder gekräftigt wird!
- Wenn Ihr körperlicher Zustand es erfordert, wenn Sie sich zum Beispiel erst kürzlich einer Operation unterzogen haben, besuchen Sie einen Arzt. Üben Sie nicht, wenn Sie krank sind oder Fieber haben.
- Überprüfen Sie immer wieder mit Hilfe des Stresstests Ihre Fortschritte.
- Finden Sie heraus, welche der Übungen Ihnen besonders guttun, und integrieren Sie die Yogaprogramme auch in Zukunft in Ihr Leben!
- Traditionell wird Yoga immer mit einem Lehrer, einer Lehrerin geübt – optimal wäre es, Sie könnten zusätzlich unter Anleitung Yoga üben.

Genießen Sie die Übungsprogramme. Sie bieten eine ideale Erholung von der Alltagsbelastung und sind eine Pause, in der Sie sich selbst etwas Gutes tun können! Und nun geht es los!

Ausgewählte Ayurveda-Massagen gegen Stress

Zusätzlich zu Ihren Yogaübungen können Sie mit Hilfe von ayurvedischen Selbstmassagen die Wirkungen des jeweiligen Wochenprogrammes unterstützen. Passen Sie die Selbstmassage Ihrer Zeit und Ihren Möglichkeiten an. Wenn möglich, dann ölen Sie sich von Kopf bis Fuß ein. Wählen Sie Ihr persönliches Lieblingsöl oder ein passendes Therapieöl für den Körper und ein Kopföl für den Kopf (siehe Anhang). Für das Gesicht können Sie ein spezielles Gesichtsöl oder Mandelöl mit einem Tropfen Rosenöl auf 100 ml verwenden.

- Beginnen Sie die Massage immer am Kopf und enden Sie an den Füßen.

- Bauch, Brust und Gelenke massieren Sie mit kreisenden Bewegungen am besten im Uhrzeigersinn (beruhigende Wirkung).

- Arme und Beine massieren Sie mit streichenden Bewegungen. Streichungen zum Ende der Extremitäten (mit der Haarrichtung) wirken beruhigend. Streichungen gegen die Haarrichtung wirken anregend.

- Massiert wird meist mit der flachen Hand.

- Führen Sie jede Massagebewegung mehrfach (zwischen 5- und 8-mal) aus je nach der Zeit, die Sie eingeplant haben. Auch Teilmassagen sind wirkungsvoll.

- Erwärmen Sie die Öle im Wasserbad oder in einem Babyflaschenwärmer.

- Setzen Sie sich auf einen Stuhl in einem gut geheizten Raum, dessen Boden Sie einfach reinigen können.

- Gießen Sie das Öl immer zuerst in Ihre Hand. Auf diese Weise können Sie die Temperatur kontrollieren.

Bemerkung:
Bleiben Sie flexibel. Sie können von der vorgegeben Reihenfolge der Einzelschritte auch abweichen oder zusätzliche Schritte einfügen. Sehen Sie die angegebenen Massageschritte als Gerüst an für Ihre individuelle Ayurveda-Massage.

Wichtige Bemerkungen und Regeln:
Menschen mit gut ausgebildeter Muskulatur bevorzugen in der Regel Massagen mit etwas höherem Druck. Hoher Druck bei langsamer Massagegeschwindigkeit senkt Vata und Kapha, reguliert Pitta und optimiert den Stoffwechsel. Eine hohe Massagegeschwindigkeit bei niedrigem Druck steigert dagegen Vata.

Eine Anleitung, wie Sie massieren sollen bzw. welche Arten es von ayurvedischen Massagen gibt, finden Sie im Anhang.

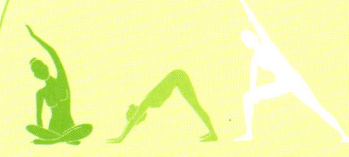

1. Woche:
Atmen Sie
tief durch

Jedes Leben beginnt und endet mit einem Atemzug. Die Atmung, dieser kaum beachtete Teil von uns, ist von grundlegender Bedeutung für unser Leben und unser Wohlbefinden! Wie atmen Sie, wenn Sie entspannt und mit sich und der Welt im Reinen sind? Mit dem eingeatmeten Sauerstoff nehmen wir Lebensenergie – im Yoga Prana genannt – auf. Deswegen ist eine gute Atemtechnik die Grundlage der Stressbewältigung. Durch richtiges Atmen können Sie die Reaktionen auf die Anforderungen Ihres Alltags verändern.

Sie können durch die Atemübungen Müdigkeit in Vitalität und Unruhe in Gelassenheit und Ruhe verwandeln. Atemtechniken sind nicht nur Atemübungen an sich, sondern immer auch wirkungsvolle mentale Techniken. Die Bauch- oder Zwerchfellatmung, die Sie in dieser Woche lernen werden, entspricht der natürlichen, entspannten Atmung. Durch unseren Alltag – oft sitzen und stehen wir in angespannter, schlechter Haltung – hemmen wir unsere Sauerstoffaufnahme durch eine flache Atmung, die nur den oberen Teil unserer Lungen füllt. Die Yogaübungen weiten alle Atemräume und machen die Wirbelsäule geschmeidig, dehnen verspannte Muskelgruppen.

Wahrnehmungsübung

Nehmen Sie sich einmal ca. 5 Minuten Zeit, und versuchen Sie Ihre körperlichen Verspannungen wahrzunehmen: Vielleicht ertappen Sie sich dabei, wie Sie Merkmale der Anspannung zeigen. Betrachten Sie sich immer wieder im Spiegel: Wie sind die Gesichtszüge? Haben Sie vielleicht die Schultern hochgezogen? Oder sind sie nach vorne gesunken? Sobald Sie sich dieser Anspannung bewusst werden, übertreiben Sie die Anspannung kurz, indem Sie die Muskeln noch intensiver anspannen. Anschließend entspannen Sie sich und spüren den Unterschied zwischen Anspannung und Entspannung! Danach atmen Sie in der Technik der Bauchatmung dreimal ein und aus und entspannen.

Das Übungsprogramm

Mit diesem Übungsprogramm der ersten Woche lernen Sie falsche Atemgewohnheiten zu erkennen und zu verändern. Beginnen Sie damit, täglich die Bauchatmung zu üben und sie in Ihren normalen Tagesablauf zu integrieren. Sie werden merken: Je tiefer Sie durchatmen, umso ruhiger und stressresistenter werden Sie.

1. Die Bauchatmung

Wirkung: Diese einfache, aber wirkungsvolle Atemtechnik besteht darin, langsam zu atmen und dabei nur den unteren Teil der Lungen zu füllen, sie aktiviert die unteren Bereiche der Lungen. Eine tiefe Bauchatmung beruhigt und entspannt.
Sie können im Liegen, wenn Sie fortgeschritten sind, auch im Sitzen und im Stehen üben. Zu Beginn Ihrer Übungspraxis ist es empfehlenswert, im Liegen zu üben. Sehr gut ist die Bauchatmung auch anzuwenden vor dem Einschlafen.

- Kommen Sie in einen aufrechten Sitz Ihrer Wahl. Sie können auch gut auf einem Stuhl sitzend üben. Spüren Sie, wie sich die Sitzbeinknochen gegen die Unterlage drücken. Dehnen Sie den Scheitelpunkt in Richtung Decke. Lenken Sie das Bewußtsein nach innen. Nichts ist jetzt mehr wichtig – alles kann warten. Atmen Sie mehrmals tief ein und aus.

- Entspannen Sie die Schultern, den Rücken, den Brust- und Bauchraum, die Kiefergelenke und das Gesicht.

- Legen Sie die Hände auf den Bauch, die Arme sind entspannt. Spüren Sie nun Ihren Atem – konzentrieren Sie sich auf Ihre Bauchdecke und beobachten Sie, wie sie sich bei der Einatmung hebt und bei der Ausatmung senkt.

- Üben Sie die langsame, tiefe Bauchatmung 3 bis 5 Minuten lang.

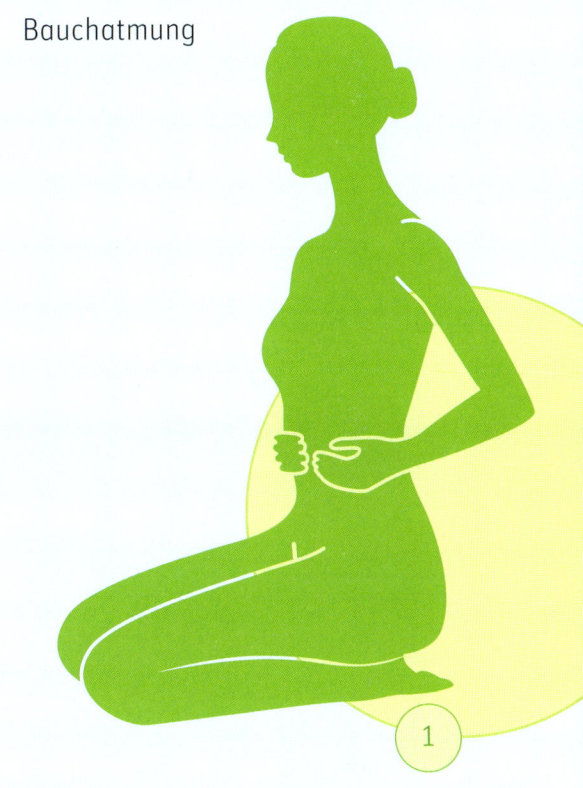

Bauchatmung

1

Integrieren Sie **die Bauchatmung** in die Yogahaltungen, wenn nicht anders angegeben!

2. Atemräume erschließen

Wirkung: Mit diesen Bewegungen können Sie sich jederzeit und überall, in kurzer Zeit, für Ihren Atem Raum schaffen. Gleichzeitig helfen Sie, die Wirbelsäule zu mobilisieren. Eine gut aufgerichtete, bewegliche Wirbelsäule erlaubt eine vollständige Atmung.

Lassen Sie bei dieser Übungsfolge Ihren Atem ruhig und gleichmäßig fließen – beobachten Sie einfach das Atemgeschehen, ohne es zu beeinflussen.

Üben Sie diese Übungsreihe, indem Sie im ersten Durchgang in jeder Haltung 1 bis

3 Atemzüge verweilen und die jeweilige Stellung bewusst wahrnehmen. Lassen Sie Ihren Atem ruhig und gleichmäßig fließen. Wenn Ihnen die einzelnen Übungshaltungen geläufig sind, können Sie mit jedem Atemzug fließend von einer Stellung in die andere gehen.

Wiederholen Sie den Übungsablauf mindestens zweimal. Beim zweiten Mal beginnen Sie bei Übung 2c »Seitendehnung« mit der Dehnung der linken Körperseite, die Drehung geht zuerst nach rechts.

a Berghaltung

● Stehen Sie mit parallel aufgestellten Füßen hüftgelenkbreit, und spüren Sie

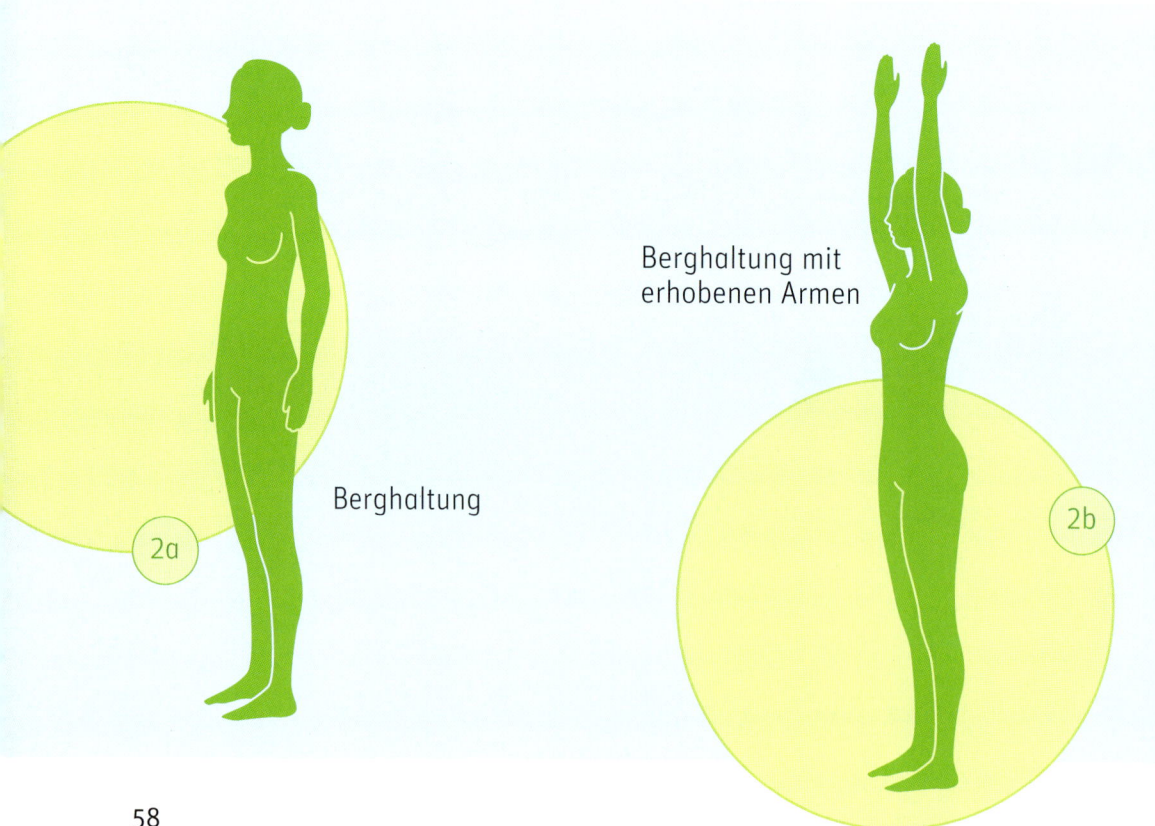

Berghaltung

2a

Berghaltung mit erhobenen Armen

2b

Ihr Körpergewicht gleichmäßig auf beiden Füßen. Verbinden Sie sich gut mit dem Boden. Die Beinmuskeln sind aktiv.

- Richten Sie Ihr Becken auf, indem Sie den Beckenboden leicht anspannen und das Steißbein nach unten verlängern. Vom Becken aus wachsen Sie Wirbel um Wirbel nach oben.

- Heben Sie den Brustkorb, der Nacken ist lang, und streben Sie über den Scheitelpunkt in den Raum über sich. Das Gesicht ist entspannt. Die Arme und Hände sind entspannt. Sie fühlen sich in einer Idealspannung, sicher und stabil.

b Berghaltung mit erhobenen Armen

- Einatmend führen Sie die Arme über vorn nach oben.

- Der untere Rücken bleibt lang und das Becken aufgerichtet. Dabei weiten Sie sich im Brustraum.

c Seitendehnung: rechts und links

- Ausatmend kommen Sie in die Seitendehnung, indem Sie die linke Hand an die linke Hüfte legen und sich nach links beugen. Bleiben Sie mit beiden Beinen am Boden stehen, während Sie die rechte Seite dehnen. Einatmend gehen Sie in die Berghaltung mit erhobenen Armen.

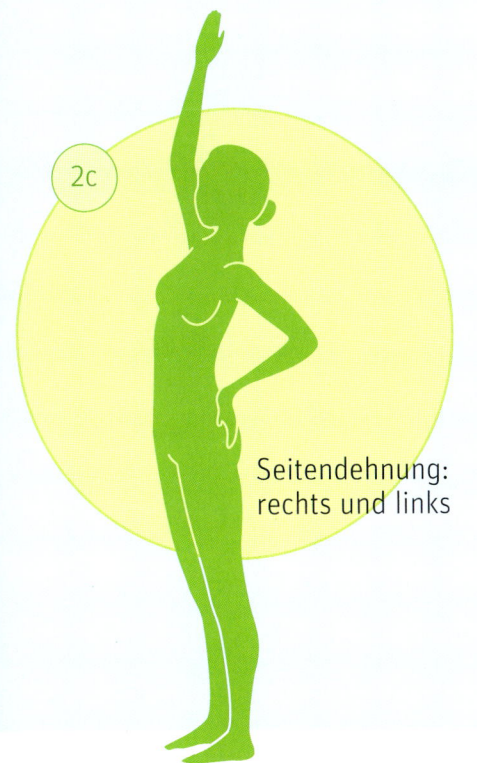

2c

Seitendehnung:
rechts und links

Erleben Sie, wie diese Yoga-Übungsreihe **den Körper von Blockierungen befreit** – der Atem tiefer und entspannter wird – der Geist ruhiger und klarer.

● Ausatmend üben Sie zur anderen Seite: Seitendehnung nach rechts, linke Seite dehnen.

● Einatmend gehen Sie in die Berghaltung mit erhobenen Armen.

d Vorbeuge

● Ausatmend beugen Sie leicht die Knie, führen die Arme über die Seiten nach unten und kommen aus den Hüftgelenken heraus mit geradem Rücken in die Vorbeuge. Stellen Sie die Fingerkuppen auf, dabei dehnen Sie die Beinrückseiten so weit wie möglich. Die Wirbel-

säule ist vom Steißbein bis zum Hinterkopf lang gedehnt.

e Drehung aus der Vorbeuge nach rechts und links

● Einatmend drücken Sie mit den Fingerkuppen der rechten Hand zum Boden und drehen sich in der Brustwirbelsäule nach links. Führen Sie den linken Arm gestreckt nach oben, der Blick folgt. Stehen Sie fest auf beiden Beinen.

● Ausatmend kommen Sie in die Vorbeuge. Die Füße stehen hüftgelenkbreit, parallel nebeneinander.

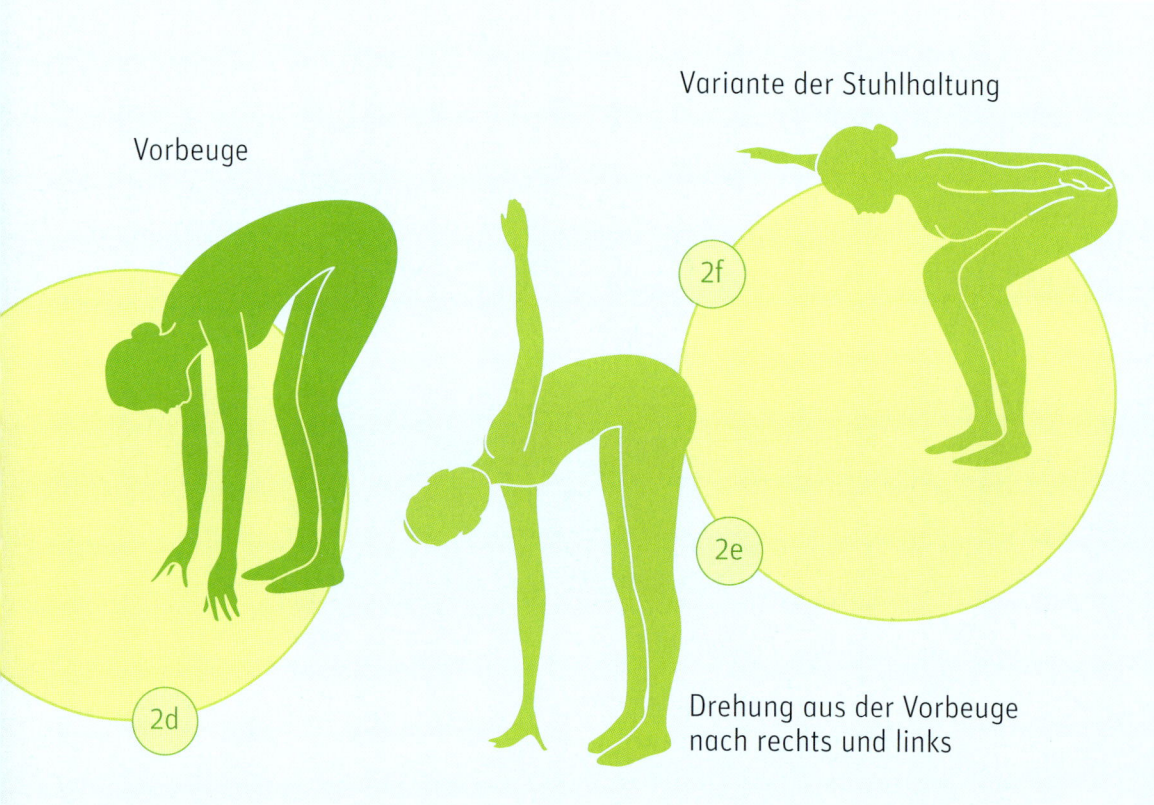

Vorbeuge

Variante der Stuhlhaltung

2f

2e

2d

Drehung aus der Vorbeuge nach rechts und links

f Variante der Stuhlhaltung

- Einatmend beugen Sie die Knie und schieben das Gesäß weit nach hinten unten, als wollten Sie sich auf einen Stuhl setzen.
  Der Bauch berührt die Oberschenkel, diese sind parallel zum Boden. Heben Sie das Brustbein an, und breiten Sie die Arme seitlich aus.

g Hocke

- Ausatmend gehen Sie in die Hocke, die Füße und Beine bleiben parallel. Entspannen Sie die Wirbelsäule vom Steißbein bis zum Scheitelpunkt.

h Stand mit erhobenen Armen und Berghaltung

- Einatmend heben Sie den Kopf, den Rumpf und die Arme. Richten Sie sich mit Hilfe der Kraft aus den Beinen auf in den Stand mit erhobenen Armen. Spannen Sie den Beckenboden und das Gesäß zum Schutz des unteren Rückens an, und kommen Sie im oberen Rücken in eine leichte Rückbeuge.

- Ausatmend senken Sie die Arme und kommen in die Berghaltung zurück (siehe **Abb. 2a**).

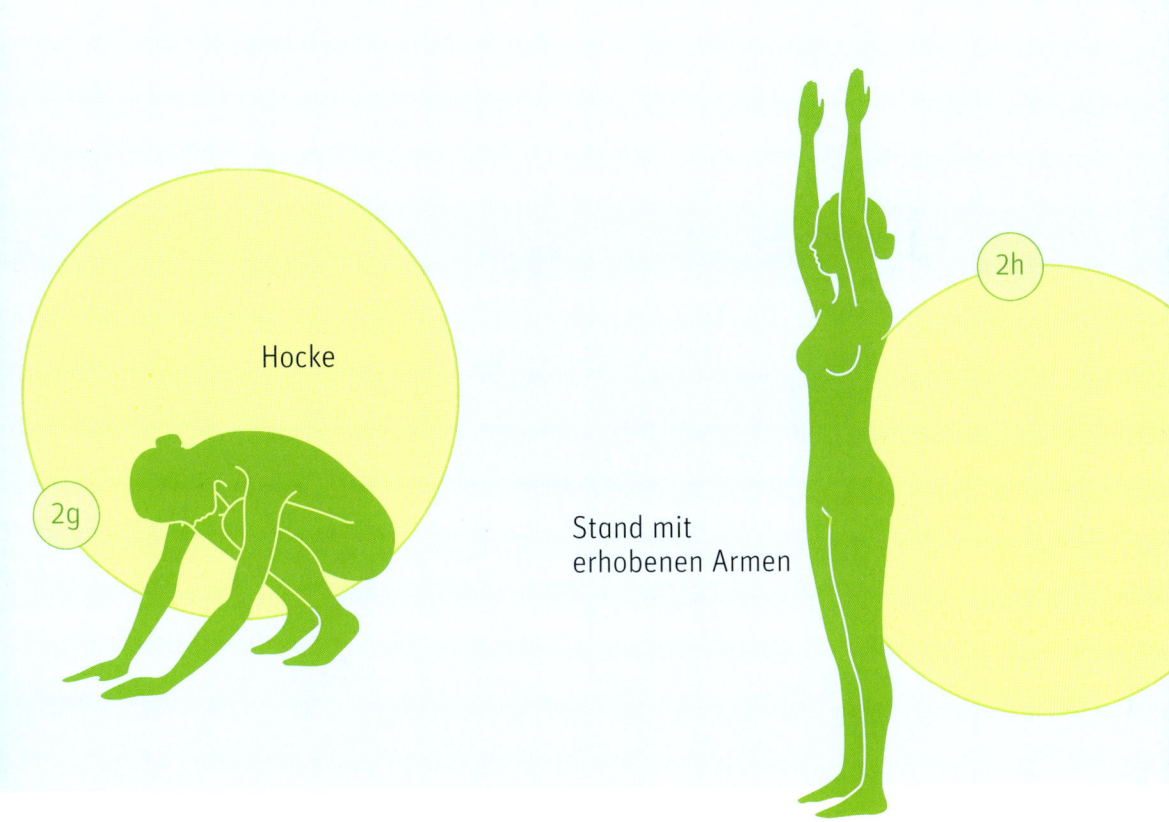

Hocke

2g

2h

Stand mit erhobenen Armen

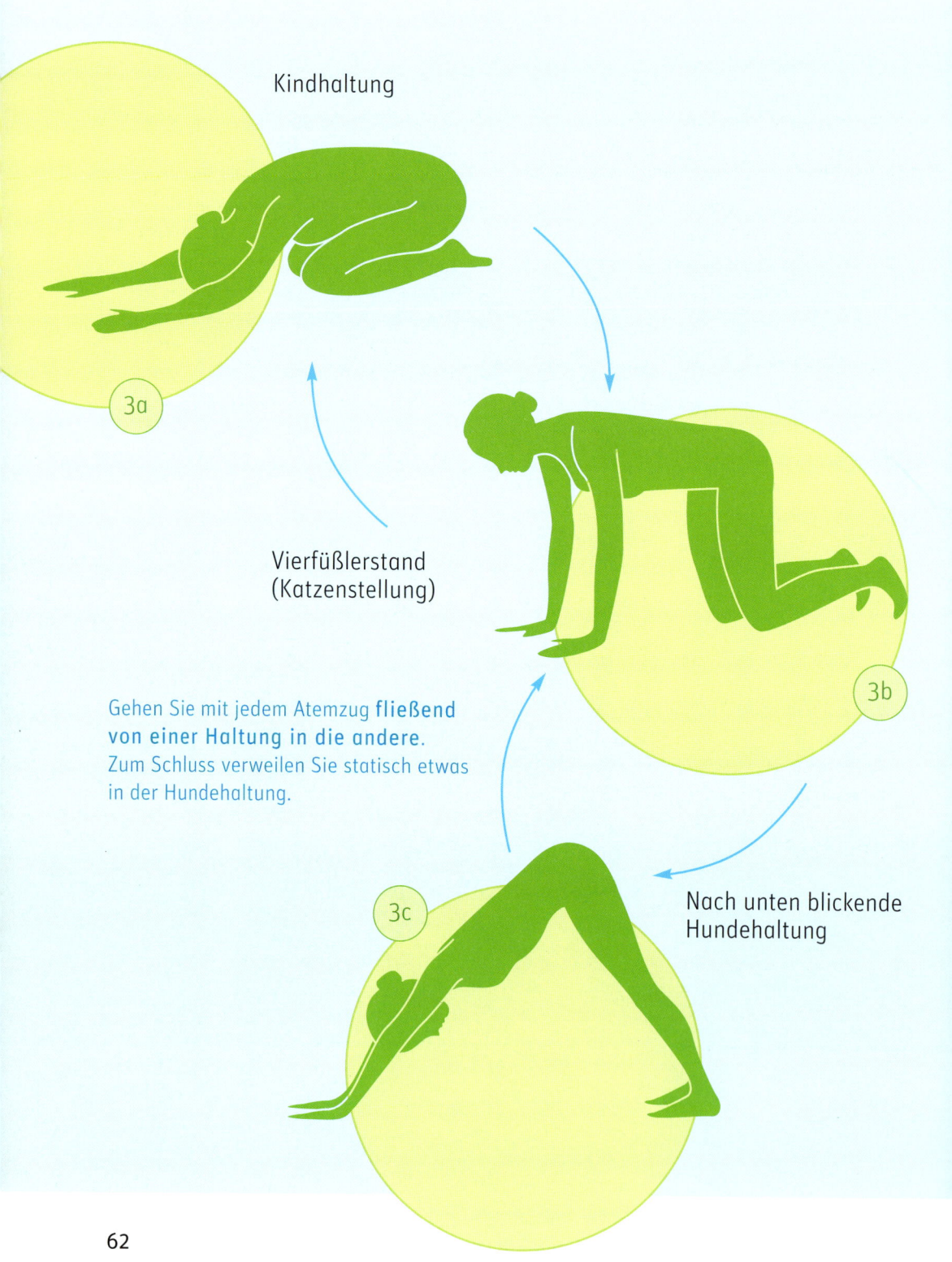

Kindhaltung

3a

Vierfüßlerstand
(Katzenstellung)

3b

Gehen Sie mit jedem Atemzug **fließend von einer Haltung in die andere**. Zum Schluss verweilen Sie statisch etwas in der Hundehaltung.

3c

Nach unten blickende Hundehaltung

3. Die Hundehaltung

Wirkung: Diese Haltung ist eine Ganzkörperdehnung: Die Arme, der Rücken und die Beinrückseiten werden gedehnt, der Schultergürtel gekräftigt. Außerdem wird der Brustkorb für die Atmung geweitet.

Kommen Sie über die Hocke in die Kindhaltung.

a Kindhaltung

- Ausatmend lassen Sie das Becken zurück auf die Fersen sinken. Bauch- und Brustraum liegen auf den Oberschenkeln. Der Kopf sinkt zum Boden.

b Vierfüßlerstand (Katzenstellung)

- Einatmend kommen Sie in diese Haltung: Die Schultergelenke sind über den Handgelenken, die Knie unter den Hüftgelenken. Der Rücken ist gerade.

c Nach unten blickende Hundehaltung

- Ausatmend drücken Sie fest mit den Händen gegen den Boden. Schieben Sie das Becken nach hinten oben. Bleiben Sie auf den Zehenballen, die Knie sind leicht gebeugt, und strecken Sie die Arme und den Rücken gut. Lassen Sie langsam die Fersen Richtung Boden sinken, und strecken Sie die Beine soweit es geht – ohne dass der Rücken sich rundet. Der Kopf befindet sich zwischen den Oberarmen.

4. Die Katzenbewegung

Wirkung: Diese Bewegung mobilisiert die gesamte Wirbelsäule. Der Körper erwärmt sich schnell, die Lungenkapazität und die Sauerstoffversorgung werden erhöht. Der Gleichgewichtssinn wird geübt, und bei der statischen Stützhaltung werden der Schultergürtel und die Armmuskulatur gestärkt.

a Kommen Sie in den Vierfüßlerstand,
die Handgelenke unter den Schultergelenken, die Knie unter den Hüftgelenken. Ausatmend runden Sie die Wirbelsäule, vom Steißbein bis zum Kopf, Wirbel für Wirbel, zur Decke hin.

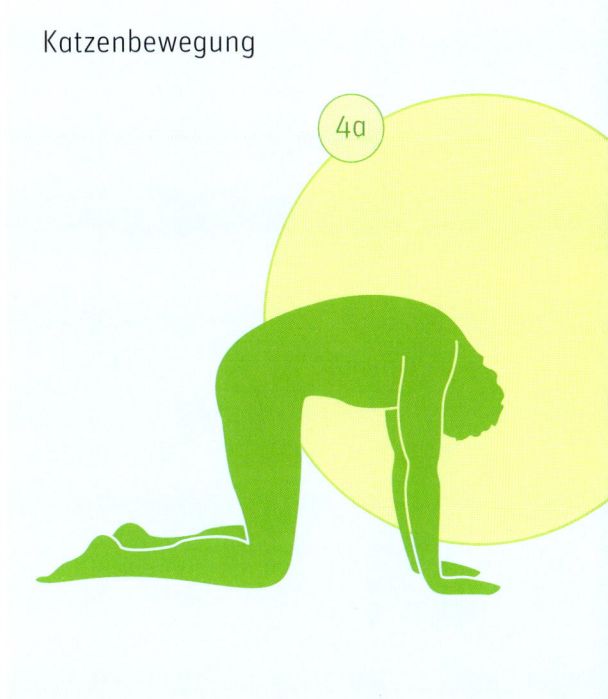

Katzenbewegung

4a

b Einatmend lassen Sie die Wirbelsäule leicht einsinken – vom Steißbein beginnend, Wirbel für Wirbel. Heben Sie das Brustbein an und zum Schluss den Kopf. Wiederholen Sie diese Bewegung dreimal in jede Richtung.

c Richten Sie den Rücken gerade ein. Ausatmend führen Sie den Kopf, den rechten Ellbogen und das linke Knie unter dem Körper zusammen.

d Einatmend heben Sie den Kopf, den rechten Arm gestreckt und das linke Bein gestreckt nach oben in eine Linie mit dem Körper.

Wiederholen Sie die Bewegungen jeweils in beide Richtungen dreimal. Wechseln Sie dann die Seite.

e Kommen Sie zum Entspannen in die Kindhaltung: Setzen Sie sich mit dem

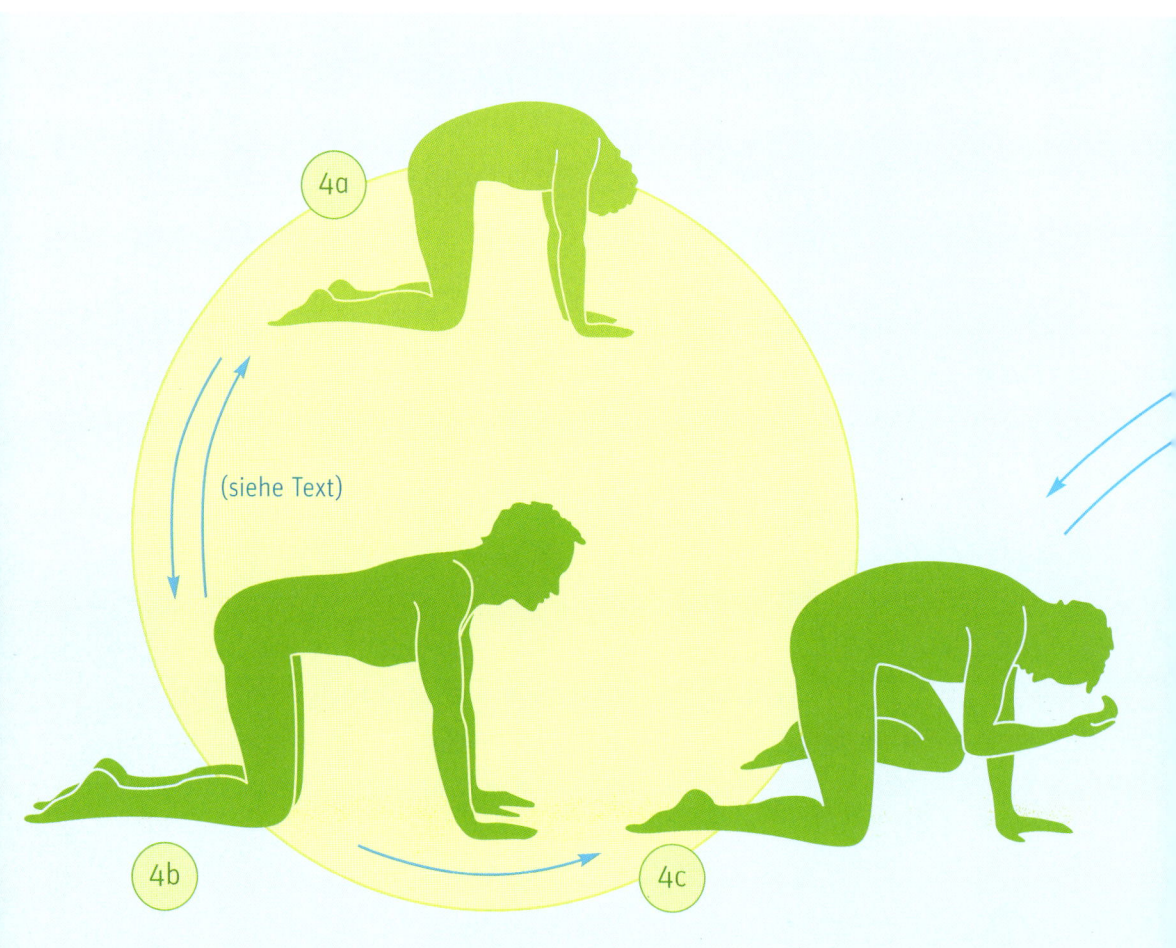

Gesäß auf die Fersen, legen Sie Bauch und Brustkorb auf die Oberschenkel, legen Sie die angebeugten Arme – die Handflächen weisen nach oben – vor den Knien ab und lassen Sie den Kopf sinken.

f Wenn Sie sich entspannt haben, kommen Sie in den Vierfüßlerstand zurück, drehen die Fingerspitzen zueinander hin, beugen die Ellbogen zu den Seiten

und lassen den Oberkörper in die Stützhaltung sinken, die Stirn sinkt in Richtung Hände. Halten Sie diese Haltung 3 bis 5 Atemzüge und wiederholen Sie sie noch zweimal.

In der Kindhaltung (siehe **Abb. 4e**) spüren Sie kurz nach und legen sich danach in die Rückenlage.

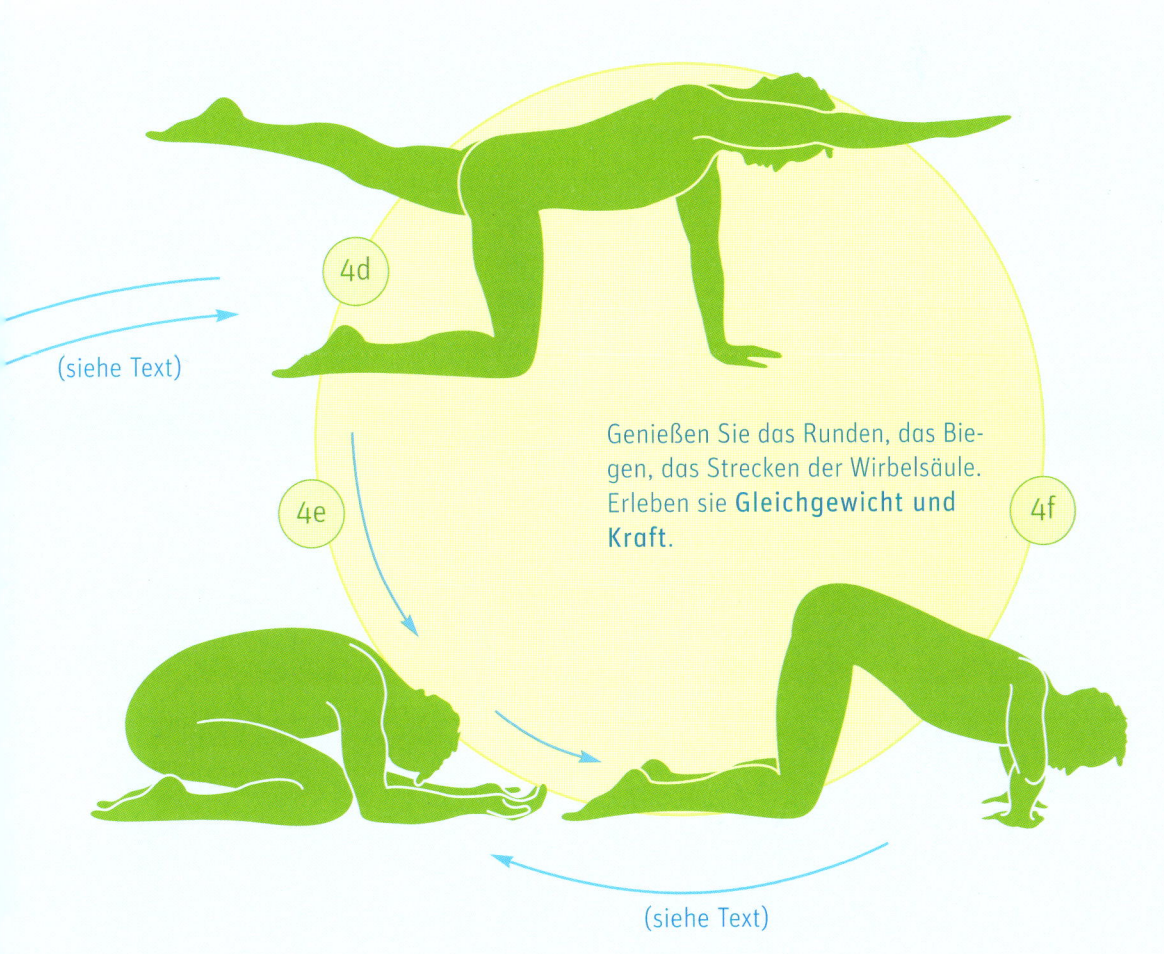

4d

(siehe Text)

Genießen Sie das Runden, das Biegen, das Strecken der Wirbelsäule. Erleben sie **Gleichgewicht und Kraft**.

4e

4f

(siehe Text)

5. Der Schulterstand – die Variante

Wirkung: Im gestützten Schulterstand können Sie regenerieren und entspannen, das Herz wird durch die Umkehrung des Kreislaufs entlastet.

a Bauchpressenhaltung

- Halten Sie bitte ein Kissen bereit, und legen Sie es griffbereit neben sich. Kommen sie in die Rückenlage mit aufgestellten Füßen. Ziehen Sie die Knie langsam zum Bauch heran, und umfassen Sie jedes Bein mit einer Hand. Atmen Sie ruhig und gleichmäßig mit der Bauchatmung.

b Variante des Schulterstands

- Ziehen Sie die Knie zum Bauch. Legen Sie unter Ihr Becken ein festes Kissen. Der Kopf liegt tiefer als der Nabel. Strecken Sie die Beine locker nach oben. (Der Kopf liegt tiefer als der Nabel. Strecken Sie die Beine locker nach oben.) Sie können in diesem Schulterstand von einigen Atemzügen bis hin zu einigen Minuten verweilen. Eventuell lehnen sie die Beine an einer Wand an.

- Lösen Sie die Haltung, indem Sie die Knie einbeugen und zum Bauch sinken lassen. Ziehen Sie das Kissen unter dem Becken weg, stellen Sie die Füße zum Boden zurück. Spüren Sie nach.

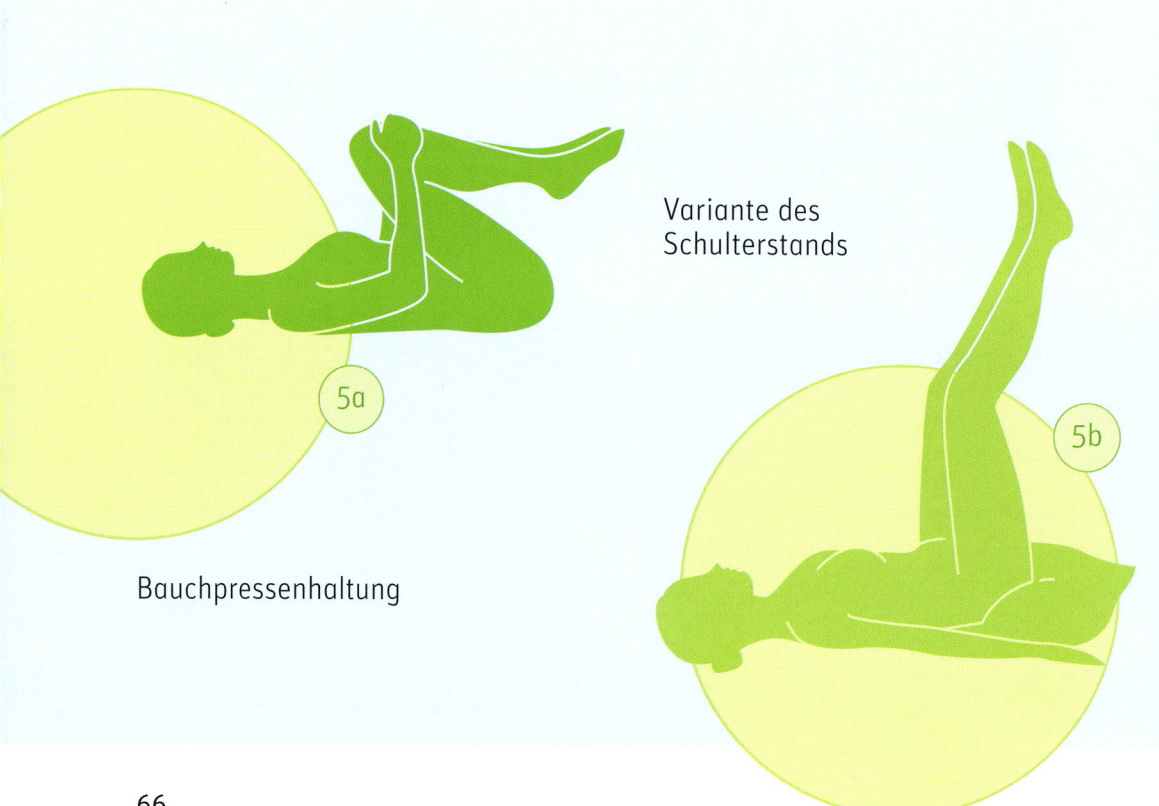

5a

Bauchpressenhaltung

Variante des Schulterstands

5b

6. Die Krokodildrehung

Wirkung: Die Krokodildrehung massiert, entspannt und belebt die Wirbelsäule.

- Kommen Sie in eine Rückenlage. Der Rücken ist von Schultergürtel bis Becken flach am Boden. Stellen Sie die Füße parallel nebeneinander vor dem Gesäß auf.

- Breiten Sie die Arme seitlich, etwas vom Körper entfernt, aus. Schlagen Sie das rechte Bein über das linke.

- Lassen Sie beide Beine langsam nach links in Richtung Boden sinken. Gehen Sie nur so weit in die Drehung, dass der Schultergürtel am Boden liegen bleiben kann. Der Kopf bleibt entweder mit dem Hinterkopf am Boden oder dreht leicht nach rechts. Atmen Sie 3 bis 5 Atemzüge ruhig und gleichmäßig in der Drehlage.

- Verlassen Sie die Haltung, indem Sie die Beine wieder aufstellen. Spüren Sie der Wirkung nach.

- Wiederholen Sie die Übung nun nach rechts.

Üben Sie diese Wirbelsäulendrehung einige Male nach links und nach rechts. Spüren Sie, wie die **Bewegung immer weicher und geschmeidiger** wird.

Krokodildrehung

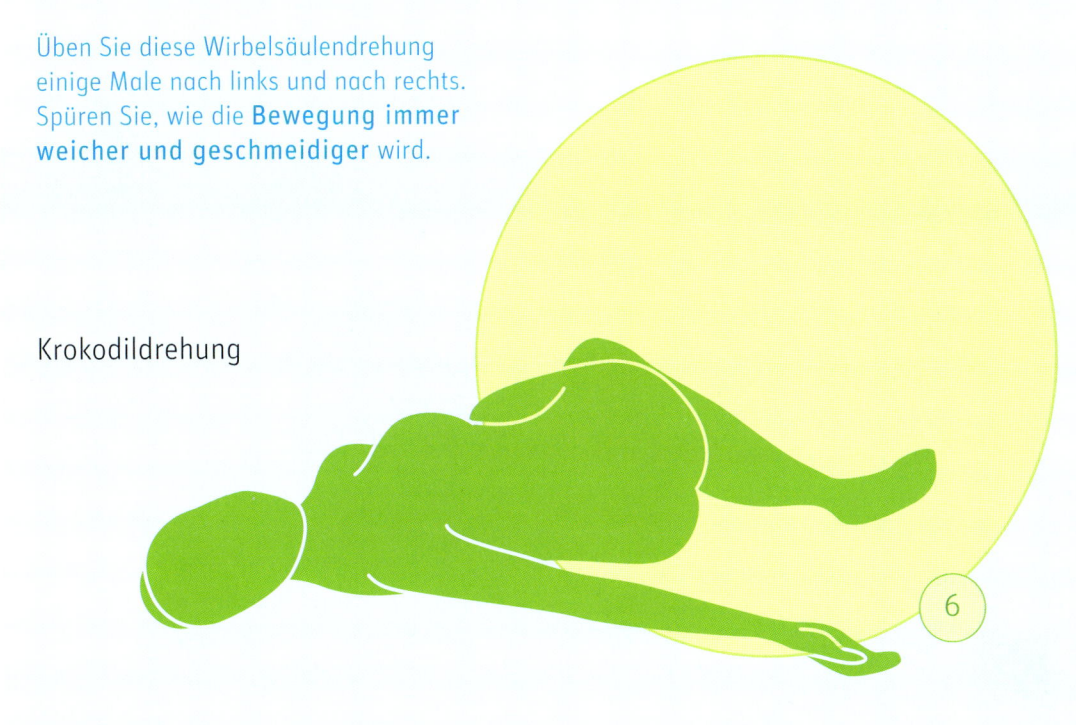

7. Die Tiefenentspannung

Wirkung: In dieser Yogaposition lässt man nicht nur muskuläre Spannungen, sondern auch emotionale und mentale Unruhe oder Ängste los. Eine zehnminütige Entspannung verlangsamt den Stoffwechsel und beruhigt den Geist. Vertreibt auch die Müdigkeit und belebt.

- Legen Sie sich in die Rückenlage, mit einem Kissen unter dem Kopf und einem gerollten Badetuch unter den Knien.

- Der Nacken ist sanft gedehnt, das Kinn leicht zur Kehle herangezogen, das Gesicht entspannt.

- Lassen Sie die Schultern los, die Arme liegen etwas vom Körper entfernt, mit den Handflächen nach oben, neben dem Körper. Die Beine liegen etwa becken-

breit auseinander, die Fußspitzen fallen nach außen.

- Atmen Sie ruhig und gleichmäßig durch die Nase ein und aus.

- Spannen Sie sämtliche Muskeln leicht an, atmen Sie aus, und lassen Sie dann die Anspannung los.

- Atmen Sie ein, und heben Sie den Kopf, die Arme und die Beine einige Zentimeter vom Boden hoch, spannen Sie sich dabei so stark wie möglich an, ausatmend loslassen. Kopf, Arme und Beine zum Boden zurücksinken lassen.

- Atmen Sie wieder ein und drücken Sie Hinterkopf, Schulterblätter und Rücken zum Boden hin, spannen Sie die Gesäß- und Bauchmuskulatur an, ausatmend alle Anspannung loslassen.

- Spüren Sie Ihren Körper, und korrigieren Sie noch einmal Ihre Haltung, bis Sie bequem liegen und sich im ganzen Körper frei von Spannung fühlen.

- Um die Entspannung zu beenden, atmen Sie zuerst vollständig und tief ein und aus. Bewegen Sie zunächst Finger und Zehen, danach Hände und Füße, dann ziehen Sie die Beine zum Körper heran, umfassen diese mit den Händen und wiegen sich seitlich hin und her.

- Richten Sie sich jetzt über die Seite zum Sitzen auf. Bleiben Sie noch ein paar Atemzüge im aufrechten Sitz, und spüren Sie die durch die Entspannung erzeugte ruhige innere Haltung.

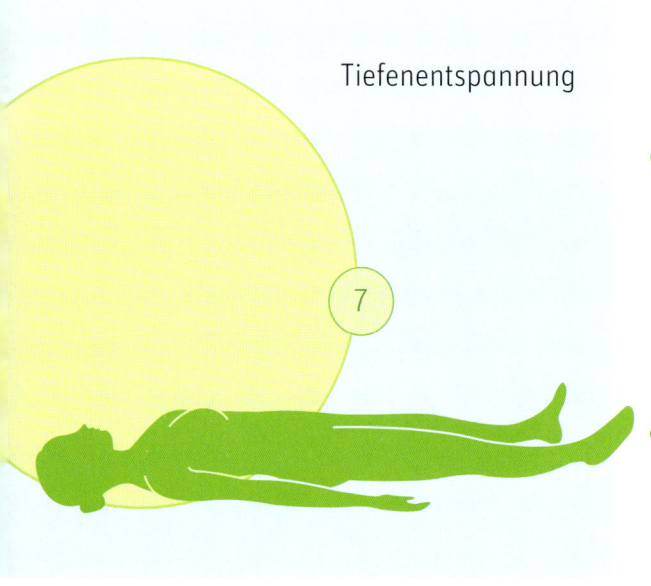

Tiefenentspannung

7

2. Woche:

Lösen Sie Anspannung durch Dehnung

Körperliche Überanstrengung oder Gefühle wie Angst und Ärger, sowie geistige Unruhe, Druck und Stress, veranlassen den Muskel, sich zusammenzuziehen. Dehnungen entspannen die verkrampfte Muskulatur. Eine Streckung der Muskelfasern durch Dehnung verstärkt die Blutzufuhr zu diesem Muskel und baut die aufgrund länger anhaltender Kontraktion entstandene Spannung des Muskels ab. So führt unter anderem langes Sitzen am Schreibtisch in Verbindung mit Termindruck zu anhaltenden Verspannungen im Nacken- und Schulterbereich.

Beim statischen Dehnen wird der Muskel bis an seine Grenze (es entsteht ein Dehnungsgefühl, kein Schmerz) gedehnt und 15 bis 60 Sekunden bei frei fließendem Atem gehalten. In den alten Yogaschriften (Patanjali) steht geschrieben, dass diese Stellung stabil und angenehm sein soll! Langsame Bewegungen und Konzentration auf die Dehnung der Muskeln vermitteln Ihnen ein Gefühl für den Unterschied zwischen Anspannung und Entspannung.

Wahrnehmungsübung

Die Ursachen, die die Stresssymptome bei einem Menschen auslösen, können sehr unterschiedlich sein. Manchmal ist es die falsche Haltung während einer bestimmten Tätigkeit, manchmal ist es auch nur eine Tasche, die Sie immer über derselben Schulter tragen. Mit Hilfe der Atem- und Körperübungen des Yoga schulen Sie Ihre Wahrnehmung und erkennen, welche zum Teil ungesunde bzw. stressbedingte Körperhaltung Sie sich im Alltag angewöhnt haben.

Wenn die Umstände, welche die Verspannungen verursachen, nicht verändert werden können – etwa eine wichtige geschäftliche Besprechung oder eine Prüfung –, dann wenden Sie am besten die »dreiteilige, vollständige Atmung« an. Machen Sie es sich zur Gewohnheit, sich geistig zu beruhigen und körperlich zu entspannen, bevor Sie eine schwierige Situation angehen. Und haben Sie die schwierige Situation überstanden und bewältigt, dann atmen Sie dreimal langsam in der Dreiteiligen Vollständigen Atmung.

Das Übungsprogramm

In dieser zweiten Woche gilt es, Stress-symptome und deren Ursachen zu erkennen. Die in diesem Programm enthaltenen Übungen bewirken durch Bewegung und Dehnung eine bessere Blutzirkulation, auch werden verspannte Muskeln entspannt. Die Bewegungen werden, synchronisiert mit dem vollständigen Atem, und mit andauernder Konzentration auf die Haltung geübt. Dies trägt zum Abbau mentaler Unruhe bei.

1. Die Dreiteilige Vollständige Atmung

Wirkung: Die Vollständige Atmung wirkt geistig und emotional beruhigend und körperlich belebend. Man nimmt mit ihr etwa zehnmal so viel Sauerstoff auf wie beim normalen Atmen, die Lungenkapazität wird erweitert. Bei der Vollständigen Atmung werden alle Lungenbereiche – untere, mittlere, obere – eingesetzt. Um die Technik der vollständigen Atmung zu erlernen, üben Sie zunächst im Liegen. Später können Sie sie in allen Körperhaltungen ausführen. Nachdem Sie die »dreiteilige, vollständige Atmung« gelernt haben, können Sie diese Atemweise idealerweise auch in jede Haltung Ihres Alltags integrieren.

- In der Rückenlage stellen Sie die Füße hüftgelenkbreit, parallel vor dem Becken auf.

- Dehnen Sie sanft den Nacken, entspannen Sie das Gesicht, die Schultern, und legen Sie eine Hand auf den Bauch, die andere auf den Brustkorb.

- Spüren Sie Ihren Atem, wie er durch die Nase ein- und ausströmt.

- Atmen Sie ein in den Bauch, die unteren Lungenbereiche füllen sich. Atmen Sie weiter ein, der Brustkorb weitet sich seitwärts, die mittleren Lungenbereiche füllen sich. Atmen Sie weiter ein, der obere Brustkorb hebt sich, die Lungenspitzen füllen sich.

- Atmen Sie aus von oben nach unten: Der obere Brustkorb sinkt zurück, die Rippen ziehen sich zusammen, der Bauch sinkt zurück.

- Das Ein- und Ausatmen sollten gleich lange dauern.

Dreiteilige Vollständige Atmung

2. Die Schulterbrücke und Bauchpresse

Wirkung: Die Übung dehnt im Wechsel die Körpervorderseite und die Körperrückseite. Die Gegenmuskulatur der gedehnten Seite wird gleichzeitig gestärkt und gekräftigt.

a Sie liegen in der Rückenlage mit hüftgelenkbreit, parallel aufgestellten Füßen.

● Ausatmend spannen Sie leicht den Beckenboden an.

● Einatmend heben Sie das Becken und den Rücken, führen gleichzeitig die gestreckten Arme hinter den Kopf und legen diese am Boden ab.

● Heben Sie das Brustbein, schieben Sie die Knie nach vorne in den Raum.

b Ausatmend rollen Sie Wirbel für Wirbel den Rücken zum Boden zurück. Wenn das Becken liegt, ziehen Sie beide Knie zum Bauch heran, heben langsam den Kopf und umfassen die Knie mit den Händen.

● Einatmend gehen Sie wieder in die Schulterbrücke, ausatmend in die Bauchpressenhaltung.

● Üben Sie die beiden Haltungen im Wechsel 5-mal. Spüren Sie danach in der Ausgangshaltung die Wirkung der Übung.

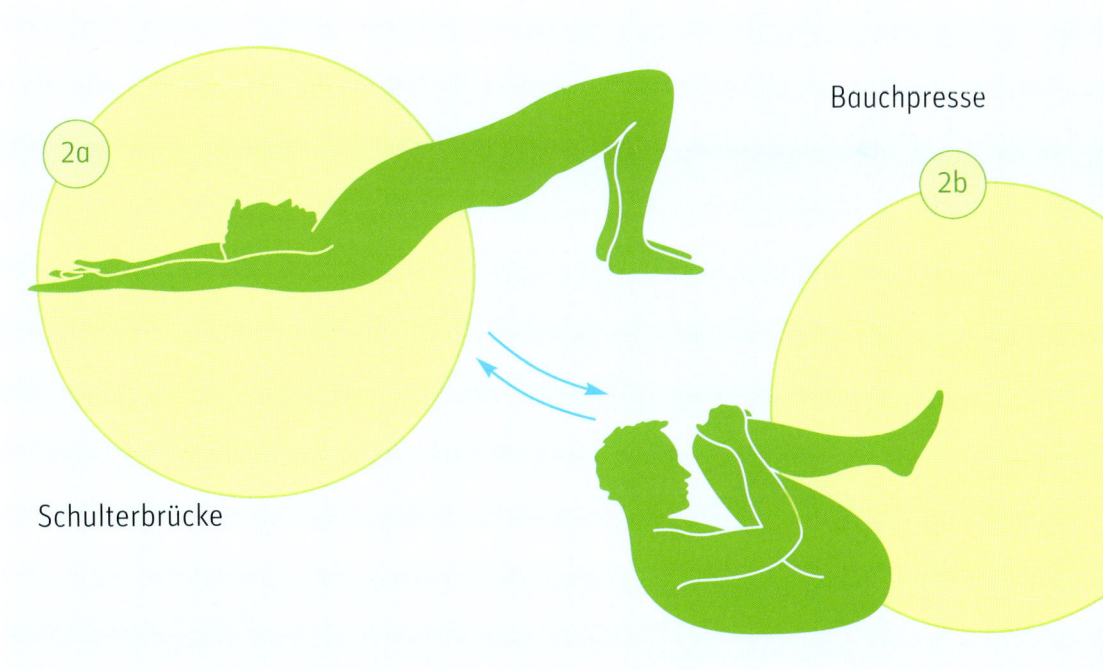

Bauchpresse

2a

2b

Schulterbrücke

3. Die Beindehnung und Wirbelsäulendrehung

Wirkung: Diese Übungsfolge dehnt und entspannt alle Muskeln rund um das Becken. Alle wichtigen Aufrichtemuskeln des Körpers werden flexibel und funktionsfähig gehalten.

a Beindehnung

- Zu dieser Übung legen Sie sich ein nicht dehnfähiges Band bereit.

- Sie liegen in der Rückenlage, die Füße aufgestellt. Atmen Sie ruhig und gleichmäßig mit der »dreiteiligen, vollständigen Atmung«.

- Ziehen sie das rechte Bein zum Bauch heran, legen Sie das Band über die Zehenballen, fassen Sie beide Enden mit je einer Hand, und strecken Sie das Bein nach oben, dehnen Sie die Beinrückseite.

- Halten Sie die Dehnung 15 bis 30 Atemzüge (Vollatmung). Lassen Sie die Schultern entspannt am Boden, den Nacken lang.

b Nehmen Sie beide Enden des Bandes in die rechte Hand, legen Sie den linken Arm, die Hand mit der Handfläche zum Boden gerichtet, neben dem Körper ab, und lassen Sie das gedehnte Bein nach rechts langsam zum Boden sinken. Achten Sie darauf, dass sich die linke Beckenseite nicht vom Boden abhebt – spüren Sie die linke und die rechte Gesäßhälfte fest mit dem Boden verbunden.

- Spüren Sie Ihre Dehngrenze, wenn das Bein am Boden ankommt. Halten Sie mit Hilfe des gestreckten Bandes Ihr Bein in der individuellen Grätsche, und spüren Sie die Beininnen- und Rückseite gedehnt.

- Strecken Sie nun das linke Bein lang am Boden aus. Beide Gesäßhälften liegen fest am Boden.

- Halten Sie die Stellung ruhig atmend 15 bis 30 Atemzüge.

c Wirbelsäulendrehung

- Holen Sie das rechte Bein gedehnt nach oben zurück. Greifen Sie die Bandenden nun mit der linken Hand, legen Sie den rechten Arm etwas entfernt vom Körper am Boden ab. Die Handfläche drückt etwas zum Boden hin. Die rechte Schulter bleibt bei der Drehung des Beckens und der Beine in Kontakt mit dem Boden – gehen sie nur so weit in die Drehung, dass dieser Kontakt bestehen bleibt.

- Halten Sie die Drehung und Dehnung ruhig atmend 15 bis 30 Atemzüge.

- Kommen Sie anschließend in die Ausgangsstellung zurück, lösen Sie das Band und nehmen Sie beide Beine zum Körper heran, umfassen sie mit den Armen und verweilen kurz in der Bauchpressenhaltung.

- Wechseln Sie dann die Seite. Nachdem Sie Ihrem Körper wieder kurz nachgespürt haben, richten Sie sich abschließend zum Sitzen auf.

Üben Sie **mit Leichtigkeit – ohne Ehrgeiz**. Lassen Sie mit jeder Ausatmung mehr und mehr los in der gedehnten Muskulatur.

Beindehnung

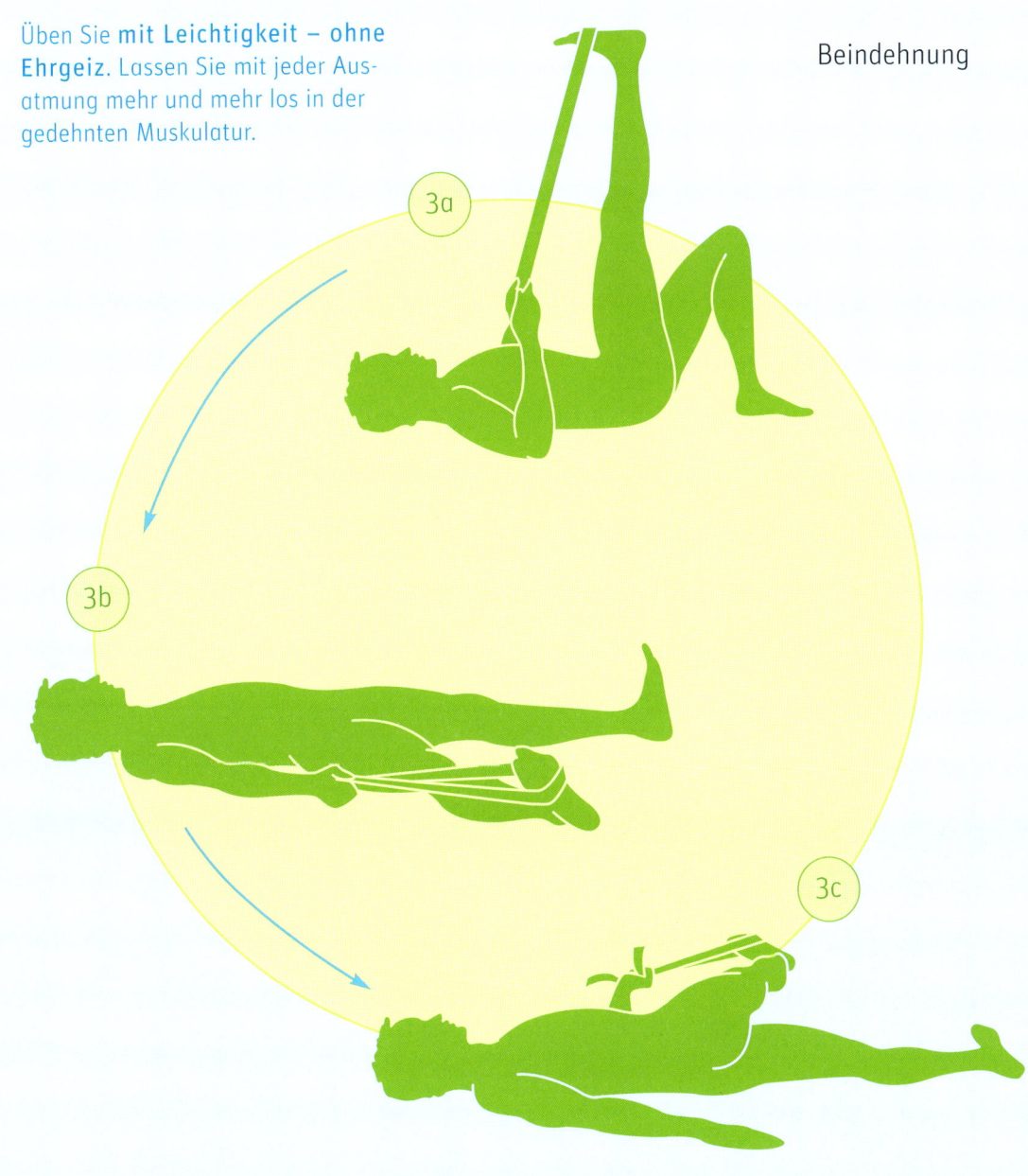

Wirbelsäulendrehung

4. Seitendehnung und Drehung

Wirkung: Bei der Seitenbeuge und Drehung wird die Beweglichkeit der Wirbelsäule gefördert und die Atemmuskulatur gedehnt, dadurch entsteht mehr Atemvolumen.

a Im Schneidersitz richten Sie die Wirbelsäule auf. Die Hände liegen auf den Knien. Einatmend heben Sie den linken Arm seitlich über den Kopf und dehnen sich bis in die Fingerspitzen.

● Ausatmend neigen Sie sich nach rechts, dehnen die linke Seite, bleiben Sie mit beiden Sitzknochen am Boden.

● Halten Sie die Stellung 10 bis 20 Sekunden lang. Wiederholen Sie die Übung mit dem rechten Arm.

b Legen Sie nun die linke Hand aufs rechte Knie und stellen die rechte Hand hinterm Rücken am Boden auf. Richten Sie die Wirbelsäule auf, und drehen Sie Rumpf, Schultergürtel und Kopf nach rechts. Verweilen Sie ruhig atmend 10 bis 20 Sekunden in der Drehung.

● Verlassen Sie danach die Haltung. Richten Sie sich in der Ausgangsstellung wieder auf, drehen Sie sich dann zur anderen Seite, und kommen Sie abschließend in den Stand.

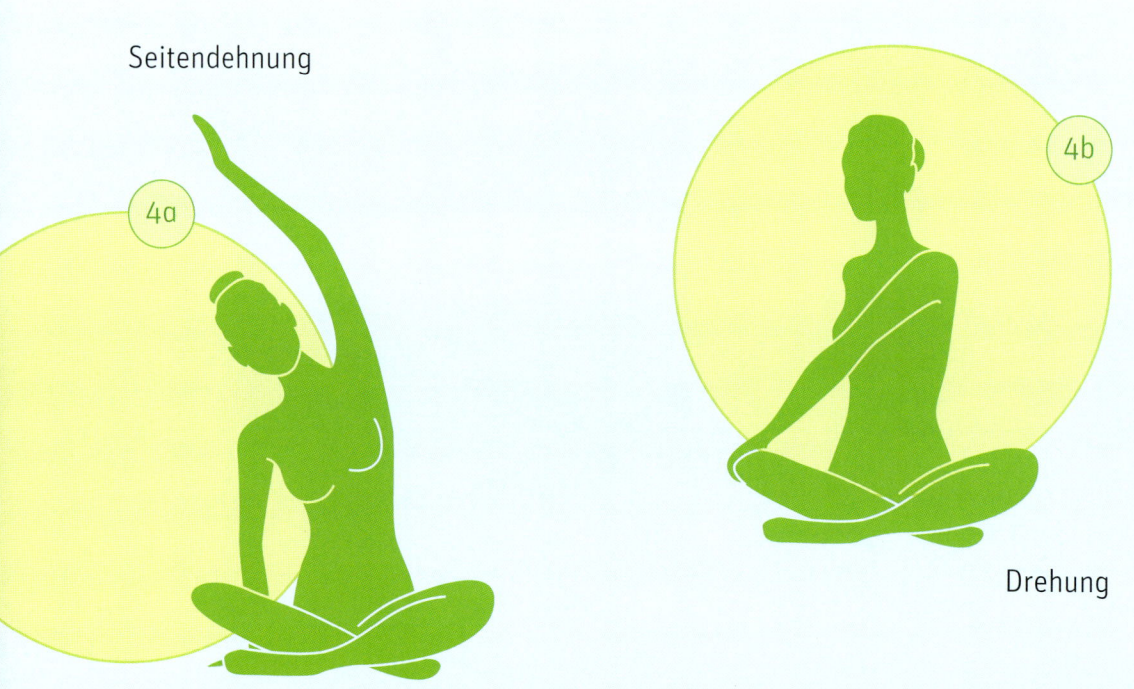

Seitendehnung

4a

4b

Drehung

5. Brustkorbdehnung mit Vorbeuge

Wirkung: Die Übung dehnt den Brustkorb und löst Spannungen im Nacken- und Schulterbereich.

a Sie stehen in der Berghaltung. Heben Sie die Arme zuerst nach vorne in Schulterhöhe an. Führen Sie sie dann in einer weit ausholenden Bewegung nach hinten. Verschränken Sie die Finger im Rücken, und bringen Sie die Schulterblätter nahe zusammen. Ziehen Sie mit den Händen in Richtung Boden, die Arme dabei so gut wie möglich strecken. Der Nacken ist lang, das Becken bleibt aufgerichtet. Ruhig, tief atmen.

b Beugen Sie sich aus den Hüftgelenken heraus nach vorne in die halbe Vorbeuge, die Knie dabei einbeugen. Langsam weiter bis in die Vorbeuge.

● Heben Sie jetzt, wenn möglich, die Arme vom Rücken an, und halten Sie diese Position drei bis fünf Atemzüge lang. Spüren Sie die Dehnung.

● Lösen Sie die Haltung, indem Sie zuerst die Hände lösen, die Arme hängen lassen. Richten Sie sich dann wieder in die Berghaltung auf und spüren Sie die Übung nach.

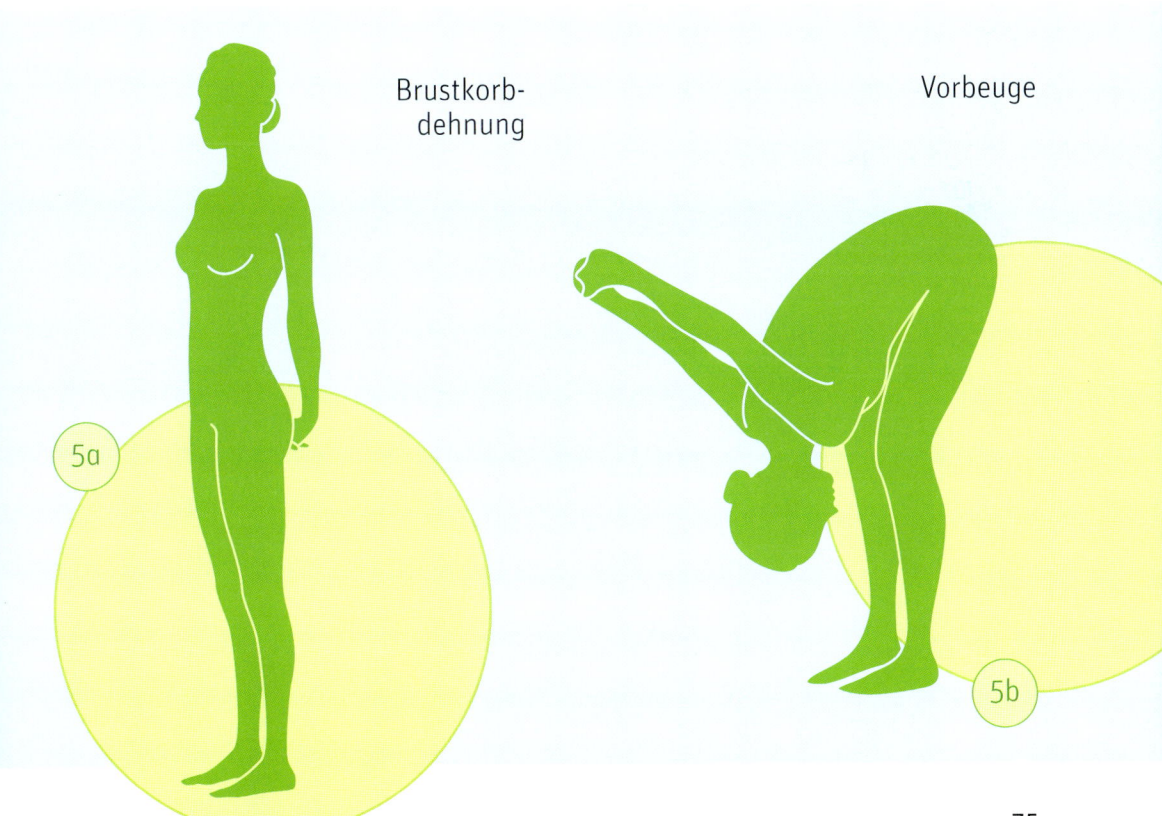

Brustkorb-
dehnung

Vorbeuge

5a

5b

6. Die Tänzerhaltung

Wirkung: Diese Stellung fördert das Gleichgewicht, dehnt den unteren Rücken und das Gesäß mit den rückwärtigen Oberschenkelmuskeln. Danach erfolgt die Dehnung des Brustkorbs, des Bauchraums, der Leiste, der Oberschenkelvorderseiten und der Knie.

a Sie stehen in der Berghaltung. Verlagern Sie ihr Gewicht auf das rechte Bein, fixieren Sie den Blick ungefähr einen Meter vor sich am Boden.

● Heben Sie das linke Bein nach vorne zum Bauch hoch, und umfassen Sie das Knie mit den Händen. Machen Sie drei bis fünf Atemzüge in dieser Stellung. Um die Haltung korrekt einzunehmen, halten Sie sich mit der rechten Hand an einer Wand fest.

b Fassen Sie das linke Fußgelenk oder den Fußrücken mit der linken Hand. Führen Sie das Bein nach hinten, das Knie sollte neben dem rechten Knie nach unten weisen. Nicht ins Hohlkreuz fallen!

● Lösen Sie die Hand, und dehnen Sie sich über den rechten Arm nach oben. 5 bis 10 Atemzüge lang halten. Wiederholen Sie die Übung mit der anderen Seite.

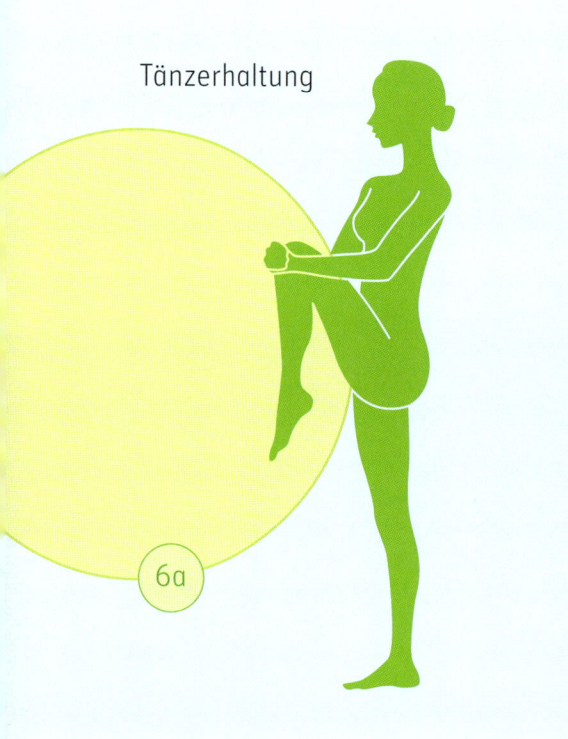

Tänzerhaltung

6a

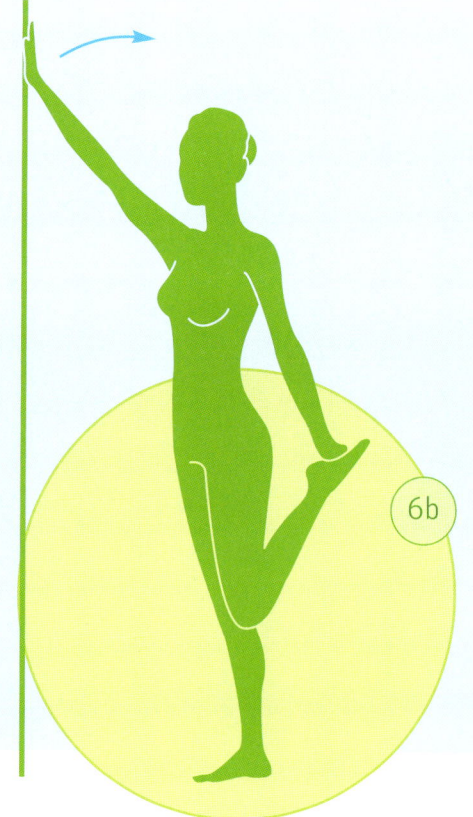

6b

7. Die Vorbeuge gegrätscht

Wirkung: Durch die Vorbeuge werden die Rück- und Innenseiten der Oberschenkel sowie die Gesäßmuskeln gedehnt, die Wirbelsäule wird gestreckt.

- Der Verlauf dieser Übung beginnt in der Berghaltung und führt wieder zu ihr zurück.

- Sie kommen aus der Berghaltung in den Grätschstand. Die Füße stehen parallel, die Beinmuskeln sind aktiviert, das Becken ist aufgerichtet, der Rücken ist gerade bis zum Scheitelpunkt. Atmen Sie ruhig und gleichmäßig.

- Legen Sie die Hände in die Leisten. Ausatmend beugen Sie die Knie, führen das Becken nach hinten, der Rumpf kommt mit geradem Rücken in die Vorbeuge.

- Legen Sie die Hände in die Ellbogenbeugen und lassen Sie den Rumpf hängen. Der Kopf ist entspannt, dehnen Sie die Beine so weit wie möglich, ohne dass der Rücken sich rundet! Bleiben Sie 5 bis 10 Atemzüge lang in dieser Stellung, und richten Sie sich dann mit gebeugten Knien wieder auf.

- Legen Sie sich nun zur Entspannung in die Rückenlage.

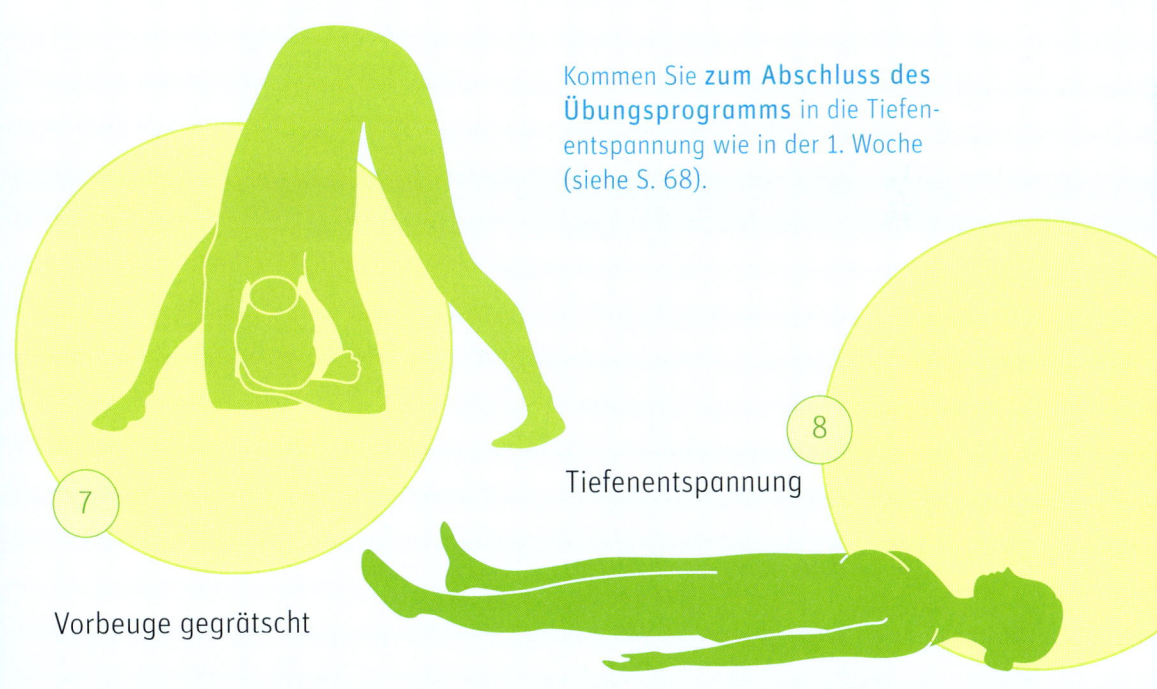

Kommen Sie **zum Abschluss des Übungsprogramms** in die Tiefenentspannung wie in der 1. Woche (siehe S. 68).

7 Vorbeuge gegrätscht

8 Tiefenentspannung

3. Woche:
Balancieren Sie
Aktivität und Ruhe aus

Schauen Sie sich einmal Ihren Terminkalender an. Sicher ist er gut gefüllt! Wir sind zu Jongleuren geworden, um unsere Arbeit, Pflichten, Verantwortungen, Familie, Freunde und Freizeit zu koordinieren. Wir haben oft keine Zeit mehr für uns selbst und gestatten uns keine Ruhepausen. Wir zerstreuen unsere Energie, und oft entsteht das Gefühl, »außer sich zu sein«. Ruhepausen sind aber wichtig, um physisch und psychisch zu entspannen, um sich vom Leistungsdruck zu befreien und die eigene Mitte wiederzufinden.

Die Aufgabe der Ruhepausen besteht vor allem darin, den Geist von ständigen Gedanken an die Vergangenheit und die Zukunft zu beruhigen. Wenn Sie Ihre Gedanken ausschalten und sich ganz auf das Erleben des Augenblicks konzentrieren, kehrt Stille ein. Die Fähigkeit, seine Gedanken in der Gegenwart zu halten, ist ein ideales Mittel zur Stressbewältigung. Es eignet sich bestens dazu, Denkmuster und Wahrnehmungsweisen aufzubrechen.

Wahrnehmungsübung

Laufen in Ihrem Kopf ständig dieselben Denkmuster ab, und Sie schaffen es nicht den Prozess zu stoppen? Die Unfähigkeit, den Schwall der Gedanken zu bremsen, kann die Stressbewältigung behindern. Die Aufgabe besteht jetzt darin, zu lernen, Ihre Denkmuster zu beherrschen. Verbinden Sie die Konzentrationsübungen mit den Dehnungs-, Atem- und Entspannungsübungen. Integrieren Sie verschiedene Übungen auch in Ihren Alltag: Statt den Geist sorgenvoll herumwandern zu lassen, sollten Sie ihn darauf trainieren, aufmerksam bei der momentanen Aktivität zu bleiben. Achten Sie auf Einzelheiten einer Bewegung, oder konzentrieren Sie sich auf einen Gegenstand oder ein Geräusch in Ihrer Umgebung. Versuchen Sie sich nur auf das zu konzentrieren, was Sie gerade tun. Lassen Sie sich von nichts ablenken. Nutzen Sie die Technik der dreiteiligen, rhythmischen Atmung, um sich schnell zu beruhigen. Machen Sie die Übung immer, wenn Sie Druck in sich aufsteigen spüren.

Das Übungsprogramm

In dieser Woche erlernen Sie die Fähigkeit, sich zu konzentrieren und Ihre Aufmerksamkeit wie einen Laserstrahl auf ein bestimmtes Objekt zu richten.

1. Die Dreiteilige Rhythmische Atmung

Wirkung: Die Dreiteilige Rhythmische Atmung wirkt sowohl mental als auch körperlich beruhigend. Sie besteht aus dem Einatmen, dem Anhalten des Atems und dem anschließenden Ausatmen. Jede Phase ist gleich lang. Durch das Integrieren des Zählens wird der Geist fokussiert, die Gedanken werden gehalten. Sie können diese Technik im Liegen, im Sitzen und auch Stehen üben. Diese Atemtechnik kann jederzeit vor Stresssituationen eingesetzt werden.

- Sie sitzen in einem Sitz Ihrer Wahl, wichtig ist immer die Aufrichtung der Wirbelsäule. Drücken Sie die Sitzknochen zur Unterlage hin, und gleichzeitig streben Sie über den Scheitel in den weiten Raum nach oben.

- Entspannen Sie das Gesicht, lassen Sie die Schultern nach hinten, unten und außen sinken, legen Sie die Hände locker auf den Beinen auf.

- Konzentrieren Sie sich auf Ihren Atem. Atmen Sie durch die Nase ein und aus in der dreiteiligen, vollständigen Atmung. Füllen Sie den unteren, mittleren und oberen Teil Ihrer Lungen.

- Zählen Sie jetzt während der Einatmung von eins bis sechs. Halten Sie den Atem an, wobei Sie bewusst Gesicht und Schultern entspannen, und zählen Sie auch auf sechs, beim Ausatmen zählen Sie rückwärts von sechs bis eins. Anschließend ohne Pause wieder während der Einatmung von eins bis sechs zählen.

- Atmen Sie in dieser Weise noch 5-mal, und spüren Sie anschließend mit frei fließendem Atem die beruhigende Wirkung der Übung.

Dreiteilige
Rhythmische Atmung

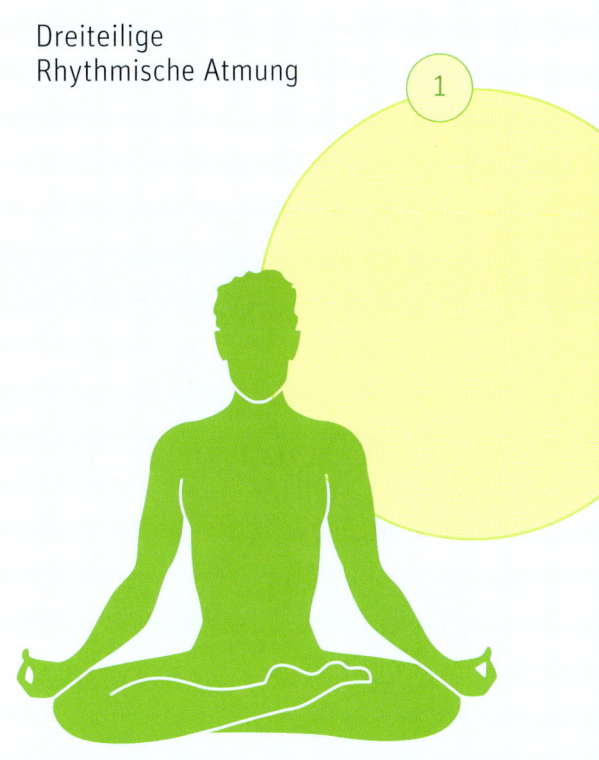

2. Die Hocke und Vorbeuge

Wirkung: Diese Übung wirkt anregend. Sie aktiviert die Energie und lässt sie im Körper zirkulieren. Sie trainiert die Bauchmuskulatur, hilft den Fokus auf die Körpermitte zu lenken.

a Kommen Sie in die Hocke, die Fußspitzen auseinander, die Fersen zusammen. Die Knie sind geöffnet, und Sie stellen die Hände mit den Fingerspitzen zwischen den Füßen am Boden auf.

● Strecken Sie Ihren Rücken vom Steißbein bis zum Hinterkopf gerade. Atmen Sie durch die Nase ein.

b Ausatmend, durch die gespitzten Lippen, kommen Sie in die Vorbeuge, ziehen Sie den Bauchnabel in Richtung Wirbelsäule, und strecken Sie die Beine, soweit es Ihnen heute möglich ist. Der Rücken rundet sich leicht. Die Füße stehen jetzt parallel nebeneinander.

c Einatmend kommen Sie wieder in die Hocke.

Üben Sie 10- bis 20-mal die beiden Haltungen im Wechsel. Kommen Sie dann in den Stand, und spüren Sie die Wirkung der Übung.

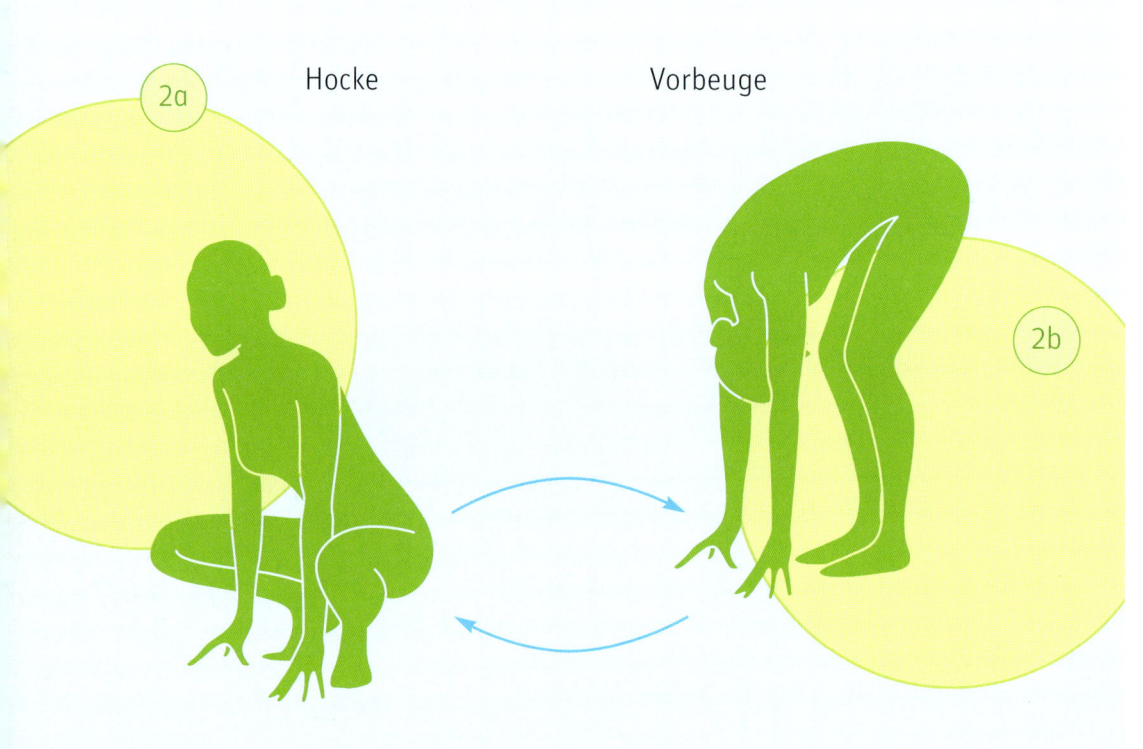

2a   Hocke   Vorbeuge   2b

3. Die Überkreuzbewegung

Wirkung: Die Überkreuzbewegung verbindet die rechte mit der linken Gehirnhälfte. Dadurch werden Konzentration und Koordination deutlich verbessert.

a Sie stehen in der Berghaltung. Konzentrieren sie sich auf Ihren Atem. Atmen sie bei dieser Übung durch die Nase tief ein und tief und kraftvoll durch den Mund aus.

● Kräftig, stoßartig ausatmend – der Bauch zieht sich dabei nach innen – heben Sie kraftvoll das linke Knie nach vorne rechts hoch, gleichzeitig schwingen Sie beide Arme nach hinten links unten.

b Einatmend (der Bauch entspannt sich) stellen Sie das linke Bein – mit dem ganzen Fuß – in Schrittstellung hinter das rechte zum Boden zurück, gleichzeitig schwingen Sie die Arme nach rechts vorne hoch.

Üben Sie diese Bewegung ungefähr eine bis drei Minuten lang. Spüren Sie dann kurz nach. Wiederholen Sie die Übung anschließend mit dem anderen Bein.

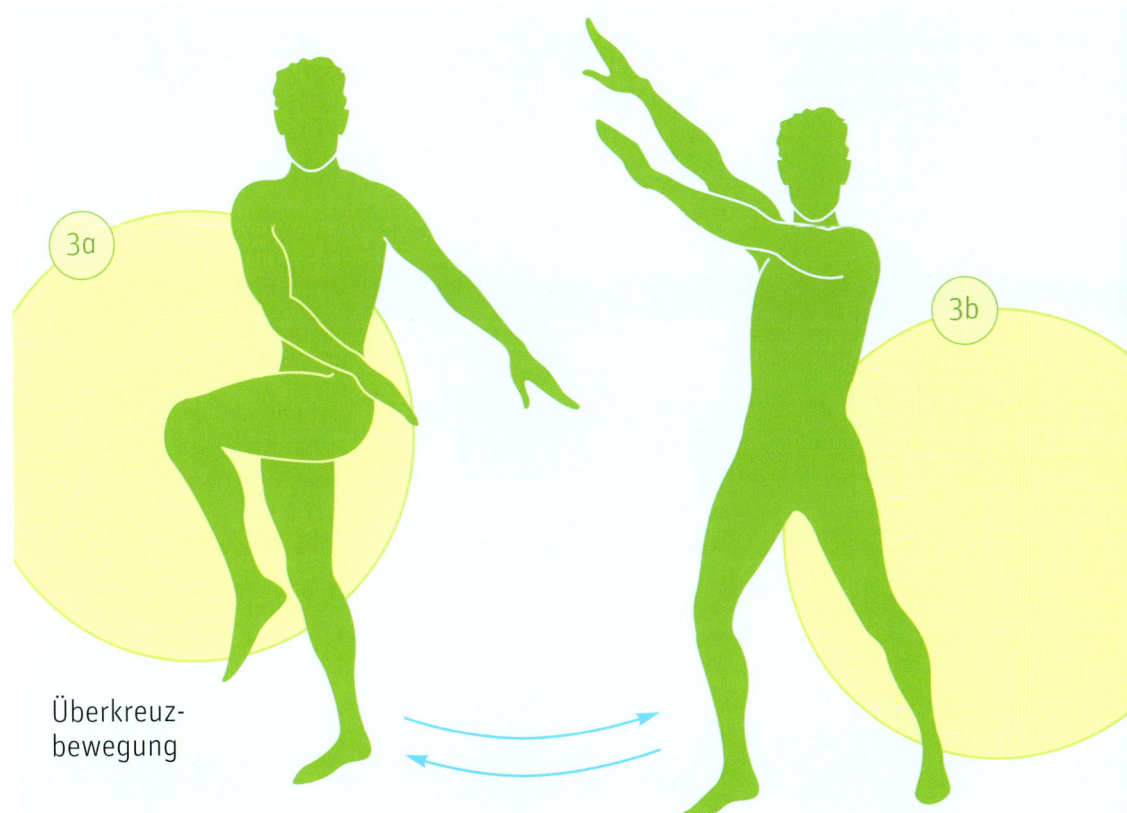

3a

3b

Überkreuz-
bewegung

4. Die Stuhlhaltung

Wirkung: Diese statische Haltung verleiht Ihnen Stabilität, Kraft und Ausdauer. Die Beine und der Rücken werden gekräftigt. Verbunden mit einer vollständigen Atmung bringt sie Ruhe und gleichzeitig Energie.

- Stehen Sie im aufrechten Stand, die Füße hüftgelenkbreit, parallel nebeneinander.

- Beugen Sie die Knie, die parallel über den Füßen bleiben, und schieben Sie das Gesäß nach hinten und unten – so, als wollten Sie sich auf einen Stuhl setzen.

- Heben Sie die Arme seitlich in eine Linie mit den Schultern an, lassen Sie die Schultern tief und hinten.

- Halten Sie das Becken aktiv aufgerichtet, strecken Sie die Wirbelsäule vom Steißbein bis zum Hinterkopf.

- Atmen Sie tief und gleichmäßig 5 bis 10 Atemzüge lang.

- Lösen Sie die Stellung dann auf, indem Sie die Arme nach hinten führen und etwas Schwung holen. Richten Sie sich in den Stand auf und spüren Sie in der Berghaltung nach.

Die Stuhlhaltung – Rücken an der Wand (ohne Abb.)

- Sie stehen in der Berghaltung mit dem Rücken an einer Wand. Die Füße sind hüftgelenkbreit auseinander.

- Gehen Sie mit den Füßen etwa drei Fußlängen nach vorne, von der Wand weg.

- Lassen Sie das Becken nach unten sinken – der Rücken gleitet an der Wand nach unten –, und setzen Sie sich auf einen imaginären Stuhl.

- Die Oberschenkel sind parallel zum Boden, die Knie über den Fußgelenken. Die Hände liegen locker auf den Beinen.

- Bleiben Sie so lange in der Stellung, wie Ihr Atem ruhig und gleichmäßig strömt.

- Kommen Sie anschließend in die Berghaltung zurück, und spüren Sie die Wirkung.

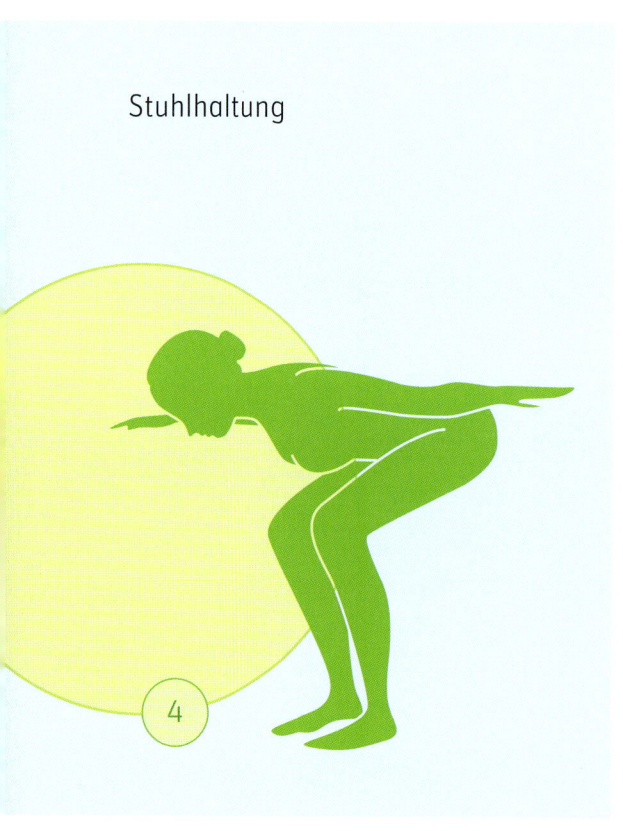

Stuhlhaltung

4

5. Intensive Seitendehnung, gedrehtes Dreieck, gegrätschte Vorbeuge

Wirkung: Dieser Bewegungsablauf der drei statischen Haltungen vermittelt Kraft, Beweglichkeit, Ausdauer und Entspannung. Der Geist wird dadurch beruhigt, dass die Aufmerksamkeit stets bei jeder Bewegung und beim gleichmäßigen Atem gehalten wird.

a Berghaltung

- Stehen Sie mit parallel aufgestellten Füßen hüftgelenkbreit, und spüren Sie Ihr Körpergewicht auf beiden Füßen.

- Verbinden Sie sich gut mit dem Boden. Die Beinmuskeln sind aktiv.

- Richten Sie Ihr Becken auf, indem Sie den Beckenboden leicht anspannen und das Steißbein nach unten verlängern.

- Vom Becken aus wachsen Sie Wirbel um Wirbel nach oben. Heben Sie den Brustkorb, der Nacken ist dabei lang.

- Streben Sie über den Scheitelpunkt in den Raum über sich. Das Gesicht ist entspannt. Der Atem fließt ruhig und gleichmäßig.

- Aus der Berghaltung heraus kommen Sie in eine Grätsche. Drehen Sie den rechten Fuß um 90 Grad nach außen, den linken Fuß leicht nach innen. Becken und Rumpf sind aufgerichtet.

- Einatmend heben Sie die Arme in Schulterhöhe gestreckt an, die Schultern zeigen dabei nach hinten unten.

- Ausatmend beugen Sie das rechte Knie, bis es über dem Fußgelenk steht. Das linke Bein strecken, Ferse fest zum Boden drücken.

Berghaltung

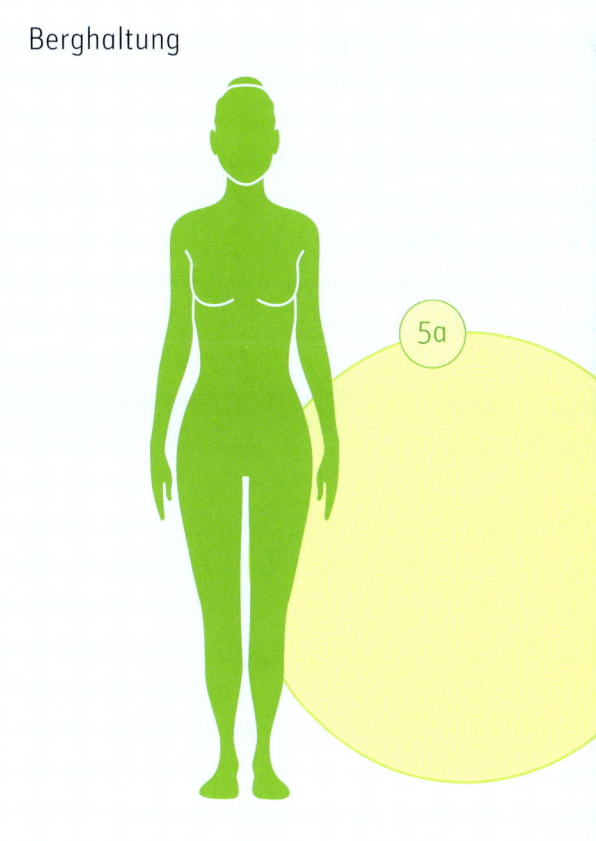

5a

b Intensive Seitendehnung

- Ausatmend dehnen Sie sich aus der rechten Seite heraus, neigen den Rumpf nach rechts, mit dem Unterarm auf dem Oberschenkel abstützen.

- Einatmend führen Sie den linken Arm gestreckt in die Verlängerung des Rumpfes über den Kopf.

c Gedrehte Dreieckshaltung

- Aus der gestreckten Seitendehnung drehen Sie ausatmend den Rumpf nach unten, bis der Bauch auf dem Oberschenkel ruht. Die linke Hand steht innen neben dem rechten Fuß mit den Fingerkuppen am Boden.

- Einatmend strecken Sie den rechten Arm nach oben und drehen das Becken und den langen Rücken nach rechts. Der Kopf dreht sich vorsichtig etwas mit, der Rumpf ist gerade, parallel zum Boden, und die Arme befinden sich in einer Linie.

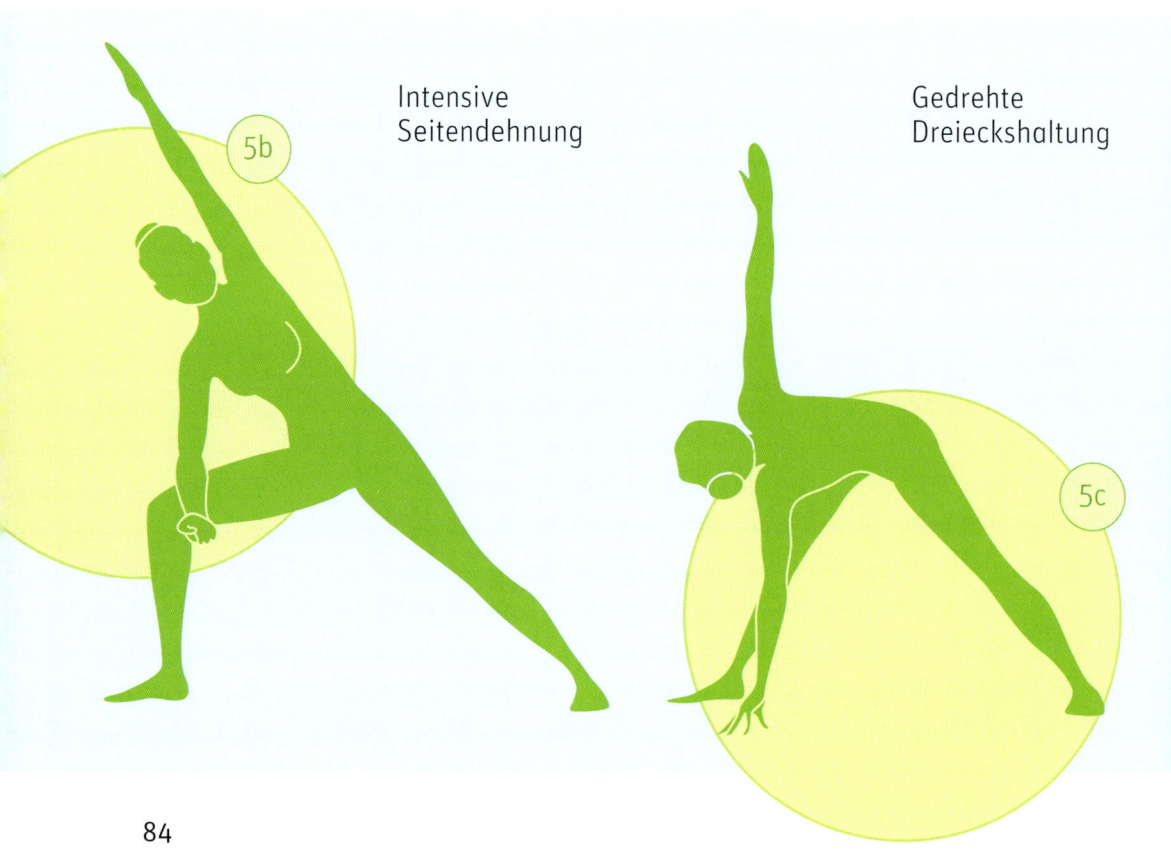

5b Intensive Seitendehnung

5c Gedrehte Dreieckshaltung

d Vorbeuge mit gegrätschten Beinen

- Aus der gedrehten Dreieckshaltung drehen Sie ausatmend den Rumpf wieder über das rechte, gebeugte Bein zurück. Drehen Sie sich weiter zur Mitte, und setzen Sie beide Hände mit den Fingerkuppen am Boden auf. Beugen Sie leicht Ihre Knie, und lassen sie den Rumpf locker aus den Hüftgelenken heraus hängen. Entspannen Sie 1 bis 3 Atemzüge lang den Rücken, den Nacken und den Kopf.

- Einatmend heben Sie den Kopf, wobei der Nacken lang ist. Heben Sie den Brustkorb an, und dehnen Sie die Wirbelsäule bis zum Steißbein lang.

- Halten Sie diese Position ruhig atmend 1 bis 3 Atemzüge lang.

- Einatmend die Knie einbeugen, die Hände auf die Oberschenkel drücken und mit geradem Rücken in den aufrechten Stand zurückkommen.

- Spüren Sie kurz der Übung nach.

- Wiederholen Sie den Ablauf zur anderen Seite. Spüren Sie wieder kurz der Übung nach.

Vorbeuge mit gegrätschten Beinen

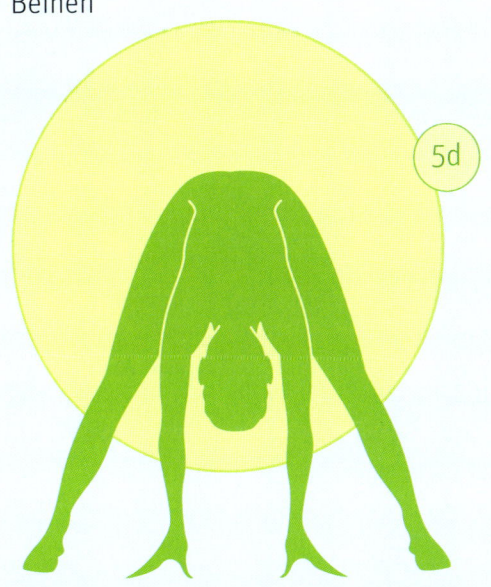

5d

Bei diesen Übungssequenzen **verweilen Sie in jeder Haltung** 3 bis 5 Atemzüge. Lassen Sie dabei Ihren Atem ruhig und gleichmäßig fließen.

Taubenhaltung

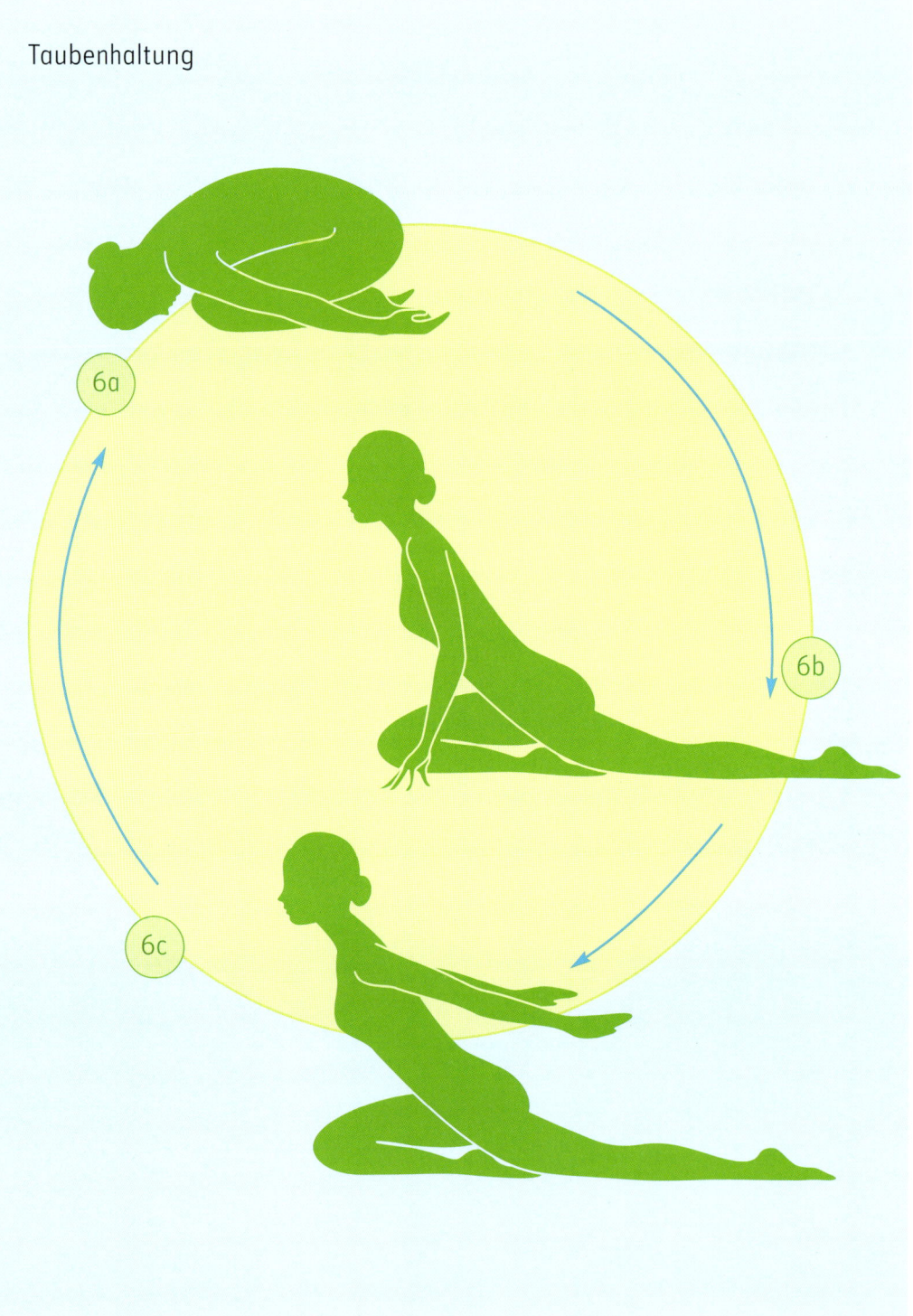

6. Die Taubenhaltung

Wirkung: Finden Sie in der Taubenhaltung innere und äußere Stabilität und Gleichgewicht. Spüren Sie die bewußte Dehnung der Körpervorderseite einerseits und die Dehnung der Beinaußenseite andererseits in der Haltung!

a Kommen Sie aus dem Vierfüßlerstand in die Kindhaltung: Lassen Sie das Becken auf die Fersen sinken, Bauch und Brustraum liegen auf den Oberschenkeln, der Kopf sinkt zum Boden. Setzen Sie die Hände neben den Knien rechts und links auf.

b Schieben Sie das linke Bein lang nach hinten, bis es ganz gestreckt ist. Versuchen Sie, den rechten Fuß etwas nach links unter die Leiste zu schieben. Lassen Sie das Becken rechts und die Leiste links immer mehr zum Boden sinken.

c Heben Sie zuerst einen Arm, dann den zweiten nach hinten an, und richten Sie sich auf. Spannen Sie die Gesäßmuskeln zum Schutz des unteren Rückens an, lassen Sie die Schultern sinken, spüren Sie die Weite im Brustraum.

Kommen Sie zurück in die Kindhaltung und üben Sie die zweite Seite.

7. Die Bauchpresse

Wirkung: Bei dieser Übung wird die gesamte Rückenmuskulatur gedehnt. Sie finden zurück zu Ihrer Mitte.

- Sie liegen in der Rückenlage. Ziehen Sie ein Bein nach dem anderen zum Körper hin, die Oberschenkel liegen auf dem Bauch.

- Umfassen Sie die Beine mit den Händen, der Nacken ist lang, der Rücken liegt breit und flach vom Schultergürtel bis zum Becken auf dem Boden.

- Atmen Sie einige ruhige tiefe Atemzüge bewusst in den Bauchraum.

- Strecken Sie anschließend ein Bein nach dem anderen lang am Boden aus.

8. Die Tiefenentspannung

- Entspannen Sie zum Abschluss der dritten Woche wie in den beiden vorherigen Programmen (siehe S. 68).

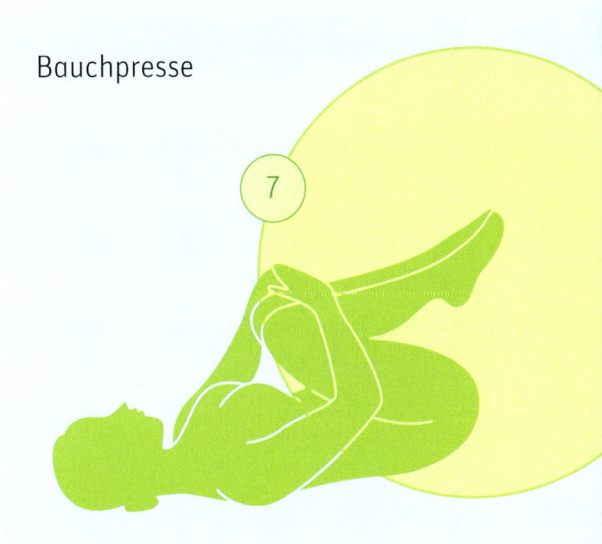

Bauchpresse

7

4. Woche:
Erleben Sie ein
neues Selbstwertgefühl

Wie nehmen Sie bestimmte Situationen wahr? Unsere emotionalen Reaktionen und unser körperliches Verhalten basieren auf unserer Wahrnehmung. Sie ist gefärbt von unserer Erziehung, unserer Überzeugung, unseren Vorstellungen und unseren Werten. Nicht durch eine Situation, sondern dadurch, wie wir sie wahrnehmen, entsteht oft psychisches Leid.

Großen Einfluss auf die Stressbewältigung hat unser Selbstwertgefühl. Es ist bei jedem anders ausgeprägt, mal stärker, mal schwächer. Die Art und Weise, wie wir unsere eigene Person zur Umwelt in Beziehung setzen, bestimmt unsere Wahrnehmung alltäglicher Situationen. Wie oft ertappen Sie sich dabei, einen Satz mit den Worten »ich hätte« oder »ich muss« zu beginnen? Bezeichnen Sie die Unfähigkeit, unrealistische Ziele zu erreichen, als »kathastrophal«? Unrealistische innere Maßstäbe und Anforderungen können stressbeladene und negative Gefühle auslösen. Hinterfragen Sie ein Denkmuster, wenn eine Beurteilung oder Meinung

zu einer bestimmten Situation abgegeben werden soll!

Allzu häufig wird es einfach zur Gewohnheit, wie man sich selbst und das Leben betrachtet. Der Ausbruch aus einem sicheren Modell erfordert selbst dann, wenn das Modell Schwächen hat, Mut und innere Überzeugung.

Wahrnehmungsübung

Üben Sie Achtsamkeit im Alltag: Thich Nhat Hanh sagt: »Hat man die Lampe der Achtsamkeit eingeschaltet, so leuchtet man sein ganzes Wesen aus. Dadurch entwickelt man wieder Selbstvertrauen, wird nicht mehr von den Schattenbildern seiner Illusionen überwältigt.« Spüren Sie Gedanken auf, die eine stressbeladene emotionale oder körperliche Reaktion auf eine Situation auslösen. Ist Ihnen das gelungen, so unterbrechen Sie dann diesen Gedankengang mit einem »Stop«. Verändern Sie die negative Denkweise in positives Denken, und setzen Sie sich Ziele, die Sie erreichen können (siehe S. 40 f.: Schnelle Stresslöser, mentale Techniken).

Das Übungsprogramm

In dieser Woche sollen Sie Gedanken aufspüren, die eine emotionale oder körperliche Reaktion auf eine Stresssituation auslösen. Als Atemübung lernen Sie die Blasebalgatmung. Sie können diese Technik einsetzen, wenn Sie sich lustlos oder deprimiert fühlen. Sie wirkt besser als eine Tasse Kaffee, um wieder fit zu sein.

1. Die Blasebalgatmung

Wirkung: Die Blasebalgatmung belebt Körper und Geist. Sie stärkt das Zwerchfell, unseren großen Atemmuskel und die Bauchmuskulatur, zudem fördert sie die Verdauung. Sie können sie sowohl im Liegen als auch im Sitzen oder Stehen üben. Gut beherrschen sollte man die Bauchatmung.

- Setzen Sie sich aufrecht hin; achten Sie auf eine gut aufgerichtete Wirbelsäule, und legen Sie die Hände auf den Knien ab. Lenken sie die Achtsamkeit nach innen.

- Entspannen Sie das Gesicht, dehnen Sie sanft den Nacken, lassen Sie los in den Schultern. Zum Einüben der Atemtechnik legen Sie die Hände auf den Bauch.

- Konzentrieren Sie sich auf den Atemfluss. Atmen sie durch die Nase ein und aus.

- Bei der Blasebalgatmung wird die Ausatmung betont. Sie atmen kraftvoll und schnell aus und ziehen dabei den Bauchnabel in Richtung Wirbelsäule.

- Sie entspannen die Bauchdecke wieder und atmen ein.

- Beginnen Sie mit sechs Atemzügen, machen Sie dann eine Pause, und atmen Sie ein paar Atemzüge in der dreiteiligen, vollständigen Atmung, und wiederholen Sie dann die Blasebalgatmung noch zweimal.

- Sie können die Länge der Blasebalgübung auf 10 bis 20 Atemzüge steigern, wenn Sie regelmäßig üben.

- Üben Sie immer drei Durchgänge und enden Sie immer in der dreiteiligen, vollständigen Atmung.

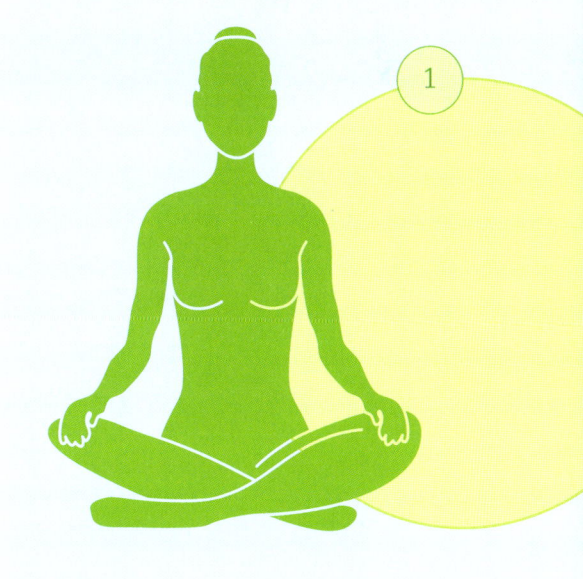

Blasebalgatmung

2. Die Bootshaltung – zwei Varianten

Wirkung: Die Übung kräftigt die Bauchmuskulatur, erwärmt den Körper und vermittelt Kraft und Stabilität im Körperzentrum.

a Erste Variante:

- In der Rückenlage ziehen Sie beide Beine zum Bauch heran und umfassen die Schienbeine mit den Händen.

- Schieben Sie die Beine vom Körper weg, so dass sich die Knie über den Hüftgelenken befinden und die Unter- und Oberschenkel einen rechten Winkel zueinander bilden. Ziehen Sie die Fußspitzen zum Körper heran.

- Drehen Sie die Handflächen nach oben, ziehen Sie die Schultern in Richtung Gesäß. Ziehen Sie das Kinn zum Hals, heben Sie den Kopf. Atmen Sie 10 bis 20 Sekunden, entspannen Sie dann in der Ausgangshaltung.

b Zweite Variante:

- Nehmen Sie wieder die statische Bootshaltung ein. Während Sie die Körperspannung halten, strecken Sie den linken Arm nach hinten und das rechte Bein nach vorne.

- Ausatmend kommen Sie in die Grundstellung zurück. Wechseln Sie die Seite: rechter Arm und linkes Bein.

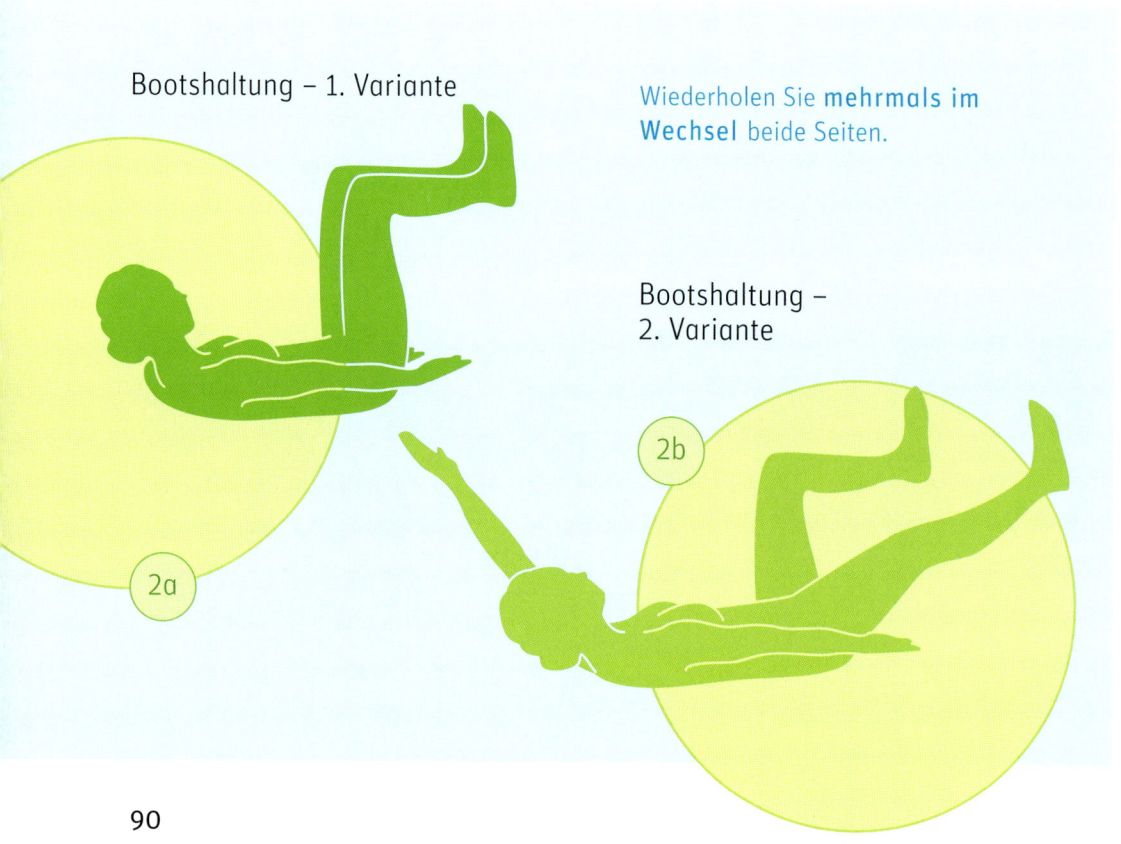

Bootshaltung – 1. Variante

2a

Wiederholen Sie **mehrmals im Wechsel** beide Seiten.

Bootshaltung – 2. Variante

2b

3. Kobra und Heuschrecke

Wirkung: Die Stellungen kräftigen die obere und untere Rückenmuskulatur. Der Brustkorb wird gedehnt, die Atmung vertieft sich.

a Gehen Sie in die Bauchlage. Die Stirn liegt auf den Händen. Strecken Sie die Wirbelsäule vom Hinterkopf bis zum Steißbein. Konzentrieren Sie sich ein paar Atemzüge lang auf Ihren Atem. Spüren Sie den Atem im Bauchraum und im unteren Rücken.

● Stellen Sie die Hände neben der Brust auf, ziehen Sie die Schultern nach hinten, spannen Sie die Gesäßmuskulatur zum Schutz des unteren Rückens an. Einatmend heben Sie den Kopf mit langem Nacken und den Brustkorb an, richten Sie den Oberkörper in die Kobrahaltung auf.

b Ausatmend lassen Sie den Oberkörper sinken und heben die lang nach hinten gedehnten Beine so hoch wie möglich an, in die Heuschreckenhaltung.

● Bewegen Sie sich im Rhythmus Ihres Atems mit gut gehaltener Körperspannung auf und ab: Kobra- und Heuschreckenhaltung im Wechsel. Einatmend beginnen Sie mit der Kobra.

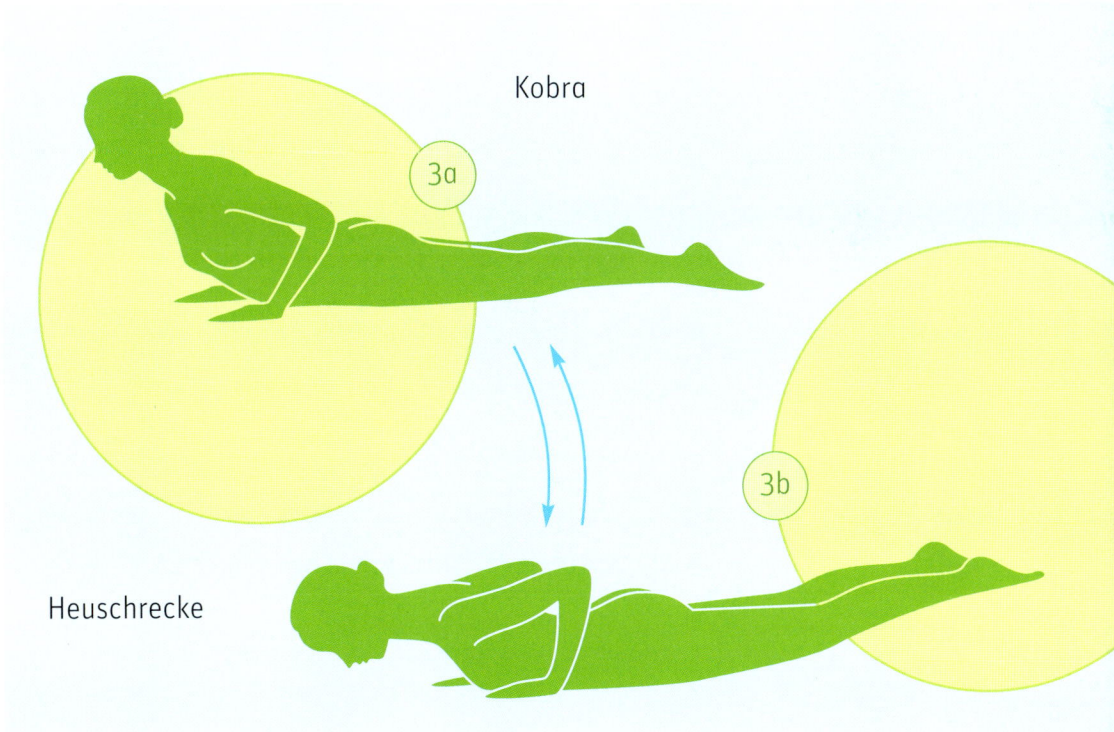

Kobra

3a

3b

Heuschrecke

4. Gleichgewichtshaltung in der Seitenlage

Wirkung: Diese Stellung kräftigt die seitlichen, rumpfaufrichtenden Muskeln, die seitliche Hüftmuskulatur und die innere Oberschenkelmuskulatur. Gleichzeitig wird das Gleichgewicht gefördert. Sie entwickeln Gelassenheit.

a Legen Sie sich auf die rechte Körperseite. Der Körper ist in einer langen Linie ausgerichtet. Der Kopf liegt auf dem rechten, langen Arm. Die linke Hand ist vor dem Körper am Boden aufgestellt. Konzentrieren Sie sich auf die Körpermitte, halten Sie im Körper eine Idealspannung, lassen Sie Ihr Becken nicht nach vorne oder hinten ausweichen.

● Heben Sie das obere Bein beckenbreit an, ausatmend bewegen Sie das untere Bein zum oberen. Halten Sie beide Beine oben, ausatmend lassen Sie beide Beine wieder sinken.

b Gehen Sie dann noch einmal in die Haltung. Bleiben Sie jetzt statisch in der Stellung, indem Sie den Arm seitlich auf dem Körper ablegen. Halten Sie diese Gleichgewichtshaltung mindestens 10 bis 15 Atemzüge lang. Entspannen Sie in der Bauchlage, und wechseln Sie dann die Seite.

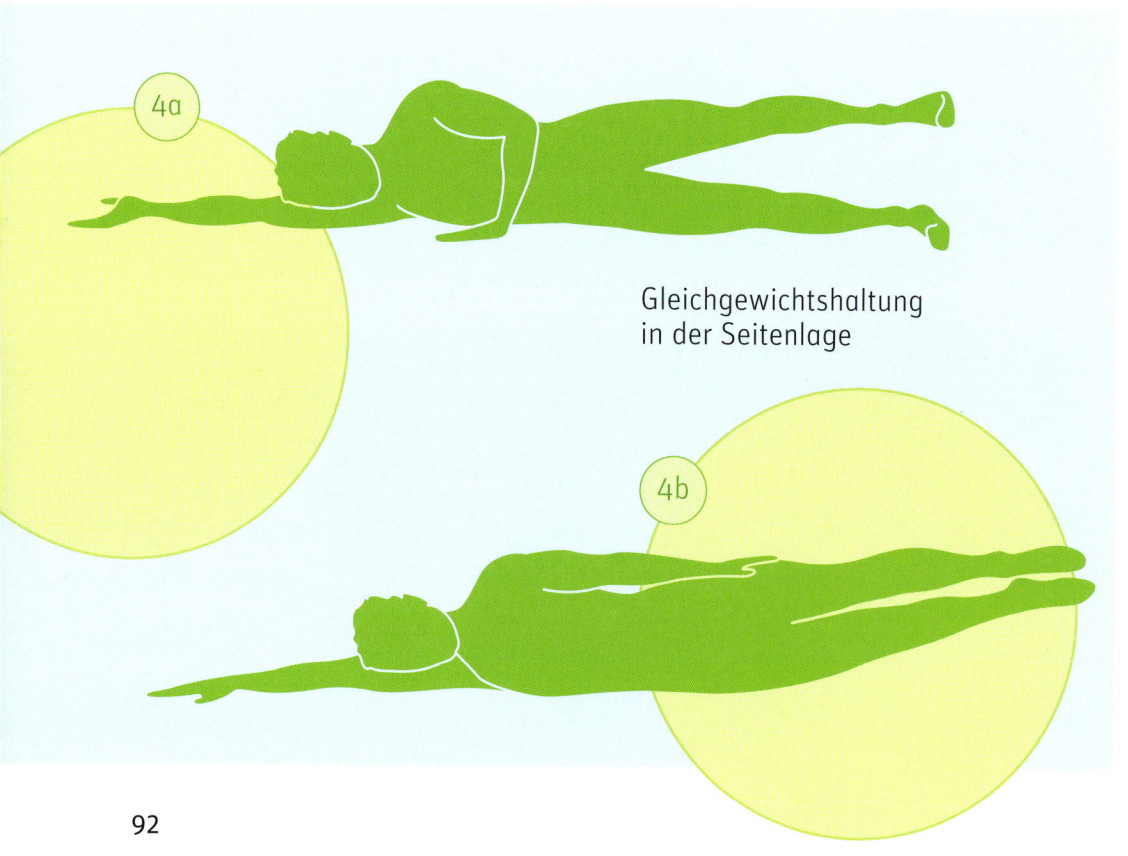

Gleichgewichtshaltung in der Seitenlage

Meine persönlichen Ziele

Am Ende dieses Kapitels finden Sie mentale Stresslöser, die wichtige Werkzeuge eines aktiven Stressmanagements sind: Positives Denken, Selbstmotivierung und Erfolgsvision. Bevor Sie diese erfolgreich einsetzen können, müssen Sie Ihre Ziele formulieren. Positive Zielsetzung ist einer der wichtigsten Schritte auf dem Weg zu einer erfolgreichen Stressbewältigung im Sinne von Ayurveda-Yoga. Denken Sie daran:

»Nur, was Sie wirklich wollen, werden Sie auch erreichen!«
und:
»Auch der längste Weg beginnt mit dem ersten Schritt!«

Nutzen Sie die folgenden Vorschläge als Anhalt für Ihre persönliche Zielsetzung. **Folgende Ziele, die für mich persönlich erstrebenswert sind, werde ich erreichen:**

Aktivität	Ich setze als Ziel
Ich übe konsequent das Ayurveda-Yoga-Programm gegen Stress	
Ich verbessere meine Atmung durch Atemübungen und setze diese im Alltag ein	
Ich erlerne die mentalen Techniken und Entspannungstechniken	
Ich kontrolliere den Erfolg regelmäßig durch den Stresstest	
Ich verbessere meine Ernährungsgewohnheiten	
Ich verbessere meine Ausdauer, Kraft, Beweglichkeit durch:	
Ich verbessere meine körperlich-geistige Balance durch:	
Ich schlafe länger, nämlich:	
Ich gönne mir täglich ____ Minuten Zeit für mich	
Ich lasse einen Gesundheitscheck durchführen	
Ich lasse einen Fitness-/Belastungstest durchführen	
Ich höre auf zu rauchen und reduziere meinen Alkoholkonsum	
Ich nehme keine Medikamente ohne Rücksprache mit meinem Arzt	
Ich führe eine Regenerationskur durch (z. B. Ayurveda-Kur)	
Ich pflege das Verhältnis zu meinem Lebenspartner	
Ich pflege meine sozialen Kontakte innerhalb meiner Familie	
Ich pflege und/oder verbessere meine sonstigen privaten Kontakte	
Ich setze ein berufliches Ziel, nämlich:	
Ich plane meine langfristigen Ziele (Lebensziele) privat und beruflich	
Ich plane meine Jahresziele privat und beruflich	
Ich setze mir weitere Ziele, nämlich:	

Sonnengruß

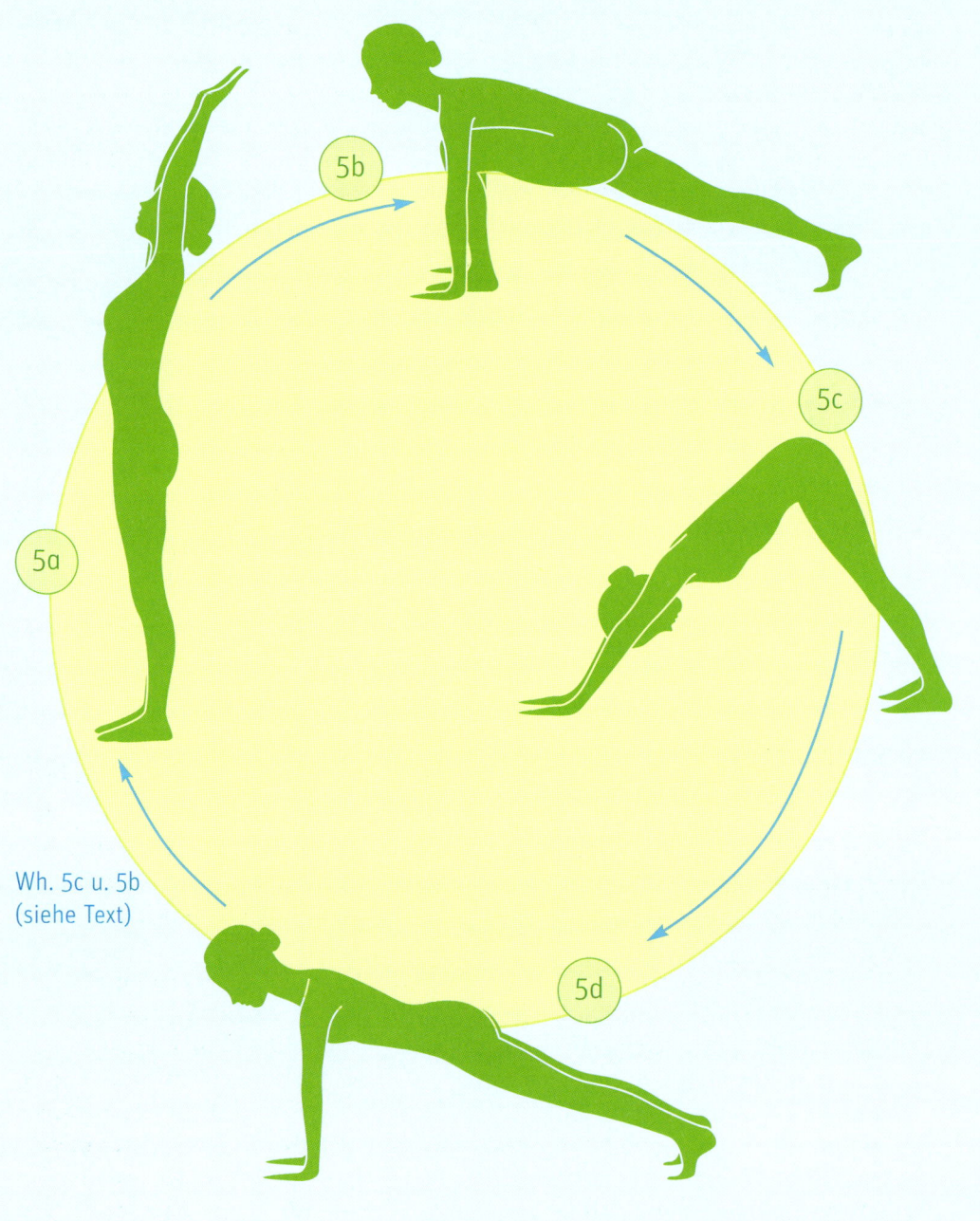

5b

5c

5a

5d

Wh. 5c u. 5b
(siehe Text)

5. Sonnengruß – sportliche Variante

Wirkung: Dieser Bewegungsablauf kräftigt und dehnt die Körpervorder- und -rückseite im Wechsel. Er belebt und bringt Kraft und Ausdauer.

Üben Sie den Sonnengruß zunächst mit fließendem, entspanntem Atem. Verweilen Sie in jeder Position 1 bis 3 Atemzüge. Wenn Ihnen die Haltungen vertraut sind, üben Sie fließend mit jedem Atemzug eine Haltung nach der anderen. Üben Sie den Ablauf mindestens zweimal. Sie können sich steigern und bis zu zwölf Runden üben.

a Sie stehen in der Berghaltung. Legen Sie die Handflächen vors Brustbein.

- Einatmend strecken Sie die Arme über den Kopf. Heben Sie das Brustbein, und kommen Sie im oberen Rücken in eine leichte Rückbeuge.

- Halten Sie aktiv das Becken aufgerichtet, gehen Sie nicht ins Hohlkreuz!

- Ausatmend neigen Sie sich, mit geradem Rücken und gebeugten Knien, aus den Hüftgelenken heraus in die Vorbeuge, ohne in ihr zu verweilen. Verlagern Sie dabei das Gewicht auf das linke Bein, und schwingen Sie das rechte Bein gleich weit nach hinten. Stellen Sie die Hände am Boden auf.

b Einatmend kommen Sie in die Ausfallposition. Spannen Sie die Gesäßmuskulatur an, heben Sie das Knie vom Boden. Strecken Sie sich vom Scheitel über den Rücken bis zur Ferse lang.

c Ausatmend führen Sie auch das linke Bein zurück, heben Sie das Becken und kommen Sie in die Hundehaltung, nach unten blickend.

d Einatmend wieder das Gesäß sinken lassen; kommen Sie in die Bretthaltung. Halten Sie eine gute Körperspannung, so dass das Becken nicht durchhängt.

- Ausatmend kehren Sie in die Hundehaltung zurück, dann einatmend in die Ausfallposition– jetzt das rechte Bein nach vorne zwischen die Hände setzen. Ausatmend kommen Sie in die Vorbeuge, indem Sie den linken Fuß nach vorne führen, und gleich weiter einatmend richten Sie sich auf in die Rückbeuge und ausatmend zurück in die Berghaltung.

Wiederholen Sie den Sonnengruß, indem Sie den nächsten Durchgang mit dem anderen Bein vorne in die Ausfallposition gehen.

Leichtere Variante des Sonnengrußes

Wenn Sie diesen sportlichen Sonnengruß am Anfang (oder bei Rückenproblemen) noch nicht üben können, dann machen Sie Zwischenschritte zwischen den Haltungen:

- Stellen Sie in der Ausfallposition (**Abb. 5b**) das Knie am Boden auf. Gehen Sie vor der Hundehaltung (**Abb. 5c**) mit beiden Knien zum Boden in den Vierfüßlerstand. Danach schieben Sie das Becken nach hinten oben in die Hundehaltung. Anstelle der Bretthaltung (**Abb. 5d**) kommen Sie wieder in den Vierfüßlerstand und daraus in die Hundehaltung.

6. Heldenhaltung – eine Variante

Wirkung: Diese Übungsreihe vermittelt Kraft, Stabilität und Selbstbewusstsein. Finden Sie mit dieser Haltung Ihren Standpunkt, erleben Sie sich zentriert in der Gegenwart.

a Aus der Berghaltung heraus gehen Sie in eine Grätsche, und drehen Sie den linken Fuß nach außen, den rechten Fuß leicht nach innen.

• Atmen Sie ein, heben Sie beide Arme in Schulterhöhe an, die Schultern bleiben tief. Wirbelsäule ist gerade.

• Ausatmend beugen Sie das rechte Knie, es steht genau über dem Fußgelenk.

b Lassen Sie Ihren Atem in der Dreiteiligen Vollständigen Atmung fließen, und drehen Sie den Kopf nun nach links. Schauen Sie in die nach oben geöffnete linke Hand. Visualisieren Sie, was Sie aus der Vergangenheit an positiver Erfahrung mitbringen.

c Drehen Sie nun den Kopf nach rechts, blicken Sie über die linke Hand hinweg in die Ferne, die Zukunft. Visualisieren Sie ein Ziel, welches realisierbar erscheint.

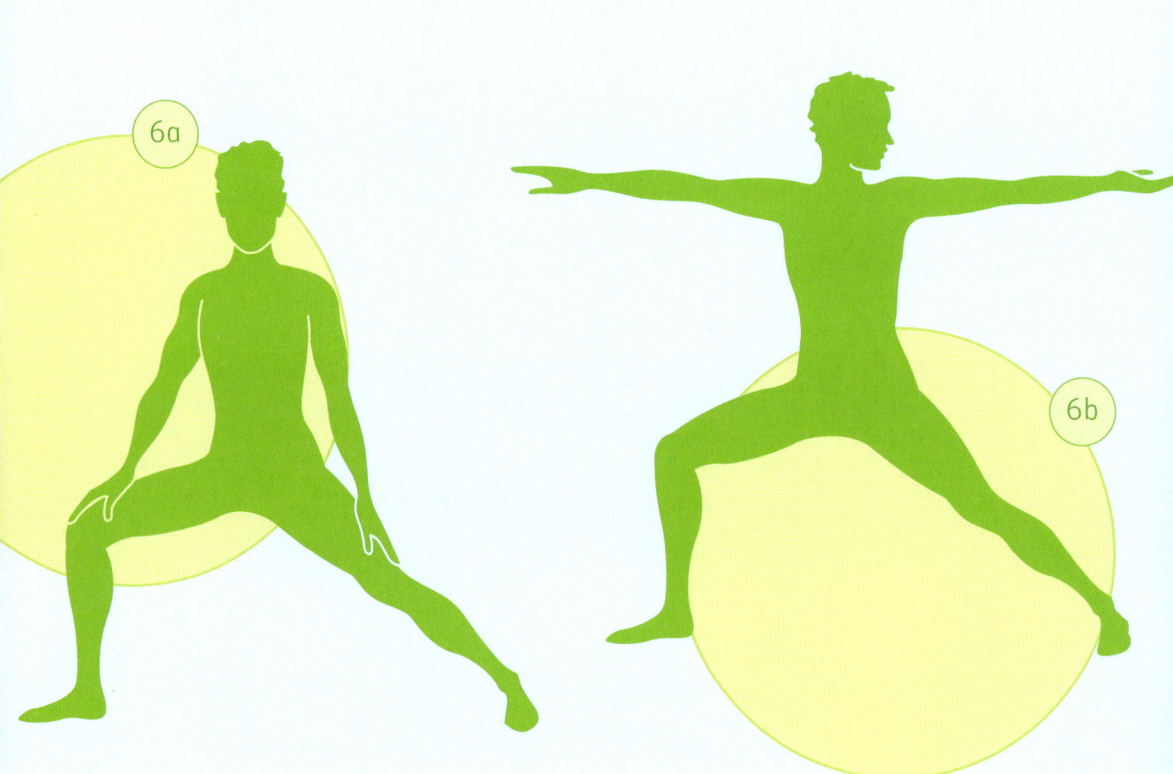

d Drehen Sie nun den Rumpf, den Schultergürtel und den Arm nach rechts. Nehmen Sie die Hände in der Namaste-Geste vor den Herzraum, und verweilen Sie noch einige Atemzüge in der Heldenhaltung, mit der Aufmerksamkeit in der Gegenwart. Visualisieren Sie auch hier einen positiven Gedanken. Spüren Sie in dieser kraftvollen Haltung Ruhe und Frieden im Herzraum sowie Klarheit im mentalen Raum.

● Kommen Sie dann in die die Berghaltung zurück. Entspannen Sie einige Atemzüge lang, und wiederholen Sie den Ablauf mit der zweiten Seite.

● Setzen Sie sich danach in einen angenehmen, aufrechten Sitz, und spüren Sie die Wirkung der Übung.

● Üben Sie dann eine oder mehrere der folgenden mentalen Stresslösern auf der folgenden Seite. Anschließend legen Sie sich in die Rückenlage zur Tiefenentspannung.

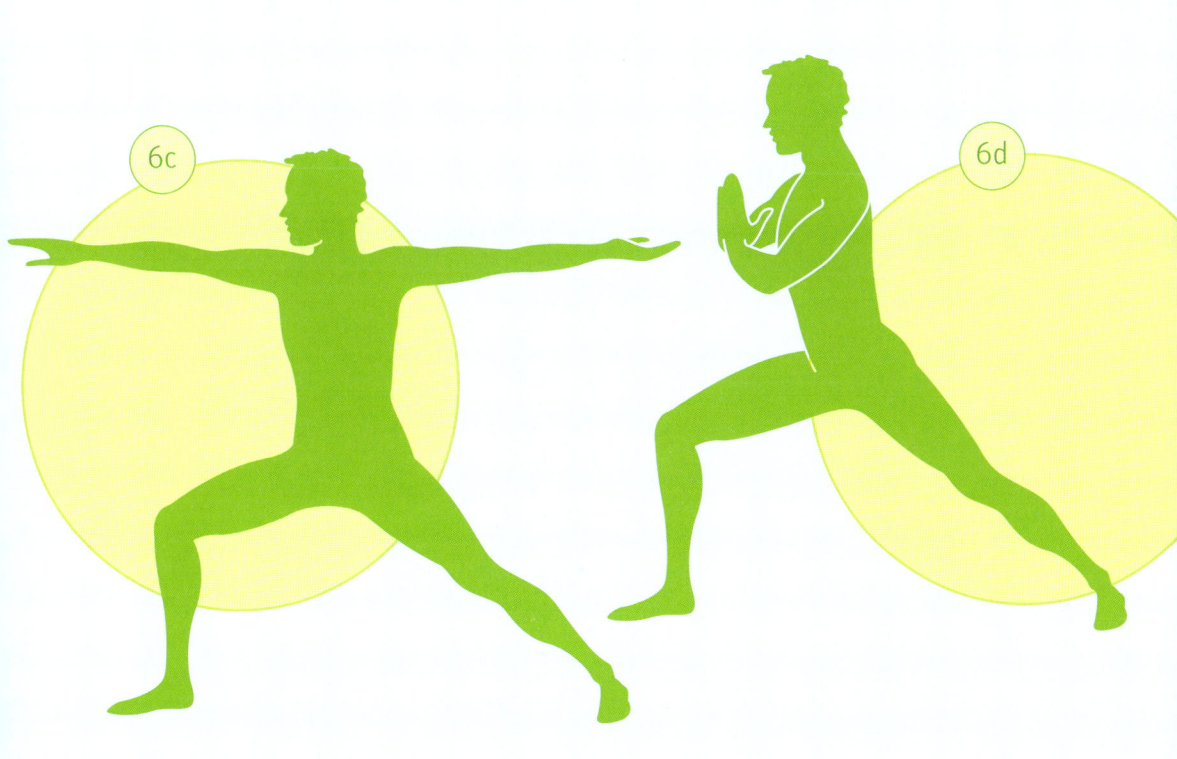

7. Mentale Stresslöser

Wirkung: Mit den folgenden mentalen Stressbewältigungstechniken können Sie den Gedankenfluss (auch negativer Gedanken) unterbrechen, sich positiv stimmen und auf ein Ziel hin motivieren.

Üben Sie die Techniken am besten regelmäßig. Die positive Wirkung der mentalen Stress-löser tritt nur ein, wenn Sie diese verinnerlicht und automatisiert haben. Sie können im Liegen oder Sitzen üben und diese danach jederzeit in allen Alltagshaltungen anwenden.

Mentale Stresslöser

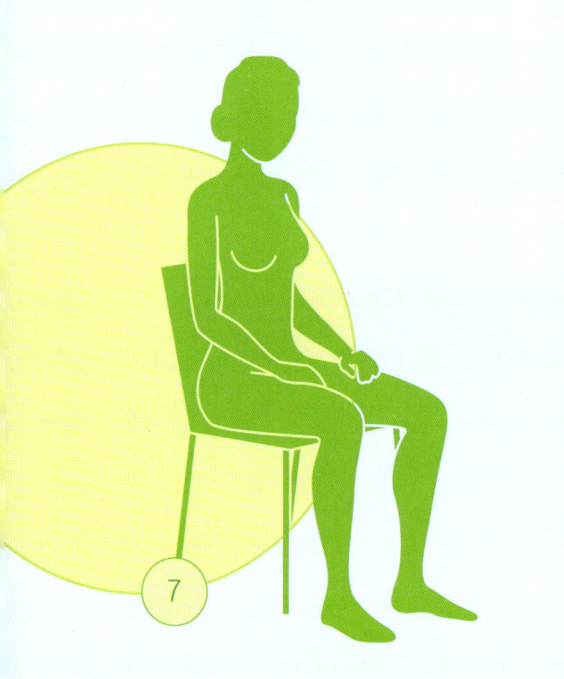

- Setzen Sie sich in eine stabile, aufrechte und auch entspannte Sitzhaltung, gerne auch auf einen Stuhl.

- Legen Sie die Hände auf den Beinen ab, und lenken Sie die Aufmerksamkeit auf Ihren Atem.

- Wenn Sie sich müde fühlen, atmen Sie zuerst dreimal mit der Blasebalgatmung und danach weiter in der Dreiteiligen Vollständigen Atmung.

- Üben Sie nun die folgenden vier mentalen Techniken zur Stressbewältigung nacheinander oder wählen Sie die für Sie jetzt passende aus.

Gedankenstopp

Wirkung: Mit dieser Übung können Sie sich aus einem Kreislauf von negativen Gedanken befreien. Sie halten den Gedankenfluss an und stellen die Konzentration wieder her. Sie verbessern die Selbstkontrolle.

Ausführung: Wenn ein störender oder negativer Gedanke auftaucht, der bei der Ausführung der Aufgabe hinderlich ist, sagen Sie laut oder leise zu sich selbst »STOPP«. Dadurch wird der laufende Gedanke unterbrochen. Danach atmen Sie einige Atemzüge in der Dreiteiligen Vollständigen Atmung ein und aus. Anschließend die Aufmerksamkeit auf die momentane Handlung richten. Die Handlung fortsetzen und zu sich selbst »WEITER« sagen.
Ort: an jedem Ort
Dauer: wenige Sekunden

Positives Denken

Wirkung: Veränderung negativer Denkweisen. Abbau von Schwächen.

Ausführung: Nehmen Sie Ihre Gedanken wahr. Erkennen Sie negative Gedanken. Unterbrechen Sie diese Gedanken durch ein »inneres Stopp«. Atmen Sie bewusst in der Dreiteiligen Vollständigen Atmung drei Atemzüge und wandeln Sie die negativen Gedanken dabei in positive um. Beispiele: »Das schaffe ich nie« wird umgewandelt in »Das ist eine große Herausforderung und Chance«. Oder: »Warum geht es anderen gut, und ich fühle mich so lustlos?« wird umgewandelt in »Mir geht's gut, ich bin zufrieden«.
Ort: an jedem – ruhigen – Ort
Dauer: wenige Sekunden

Selbstmotivierung

Wirkung: Stärkung des Selbstbewusstseins. Verbesserung der Konzentration, Motivation zum Erreichen kurzfristiger Ziele.

Ausführung: Nehmen Sie eine bequeme Körperhaltung ein, schließen Sie die Augen, atmen Sie ruhig, und lenken Sie die Aufmerksamkeit nach innen. Bauen Sie eine positive Vorstellung der eigenen Person auf, bei der Ausführung der geplanten Tätigkeit. Diese Vorstellung begleiten Sie mit aufmunternden Sätzen wie: »Heute gebe ich mein Bestes!« »Heute ist mein Tag!« »Jetzt darf ich endlich zeigen, was ich kann!«
Ort: in ungestörter Umgebung
Dauer: 5 bis 10 Minuten

Erfolgsvision

Wirkung: Motivationsschub für langfristige Ziele. Steigerung des Selbstbewusstseins. Verbesserung der Zielstrebigkeit.

Ausführung: Sie liegen bequem in der Rückenlage, die Augen geschlossen, atmen ruhig und gleichmäßig. Stellen Sie sich ein Ziel, zum Beispiel das Bestehen einer Prüfung mit anschließendem Fest, in den schönsten Farben vor. Visualisieren Sie Ihre persönlichen, angestrebten Ziele mit positivem Ausgang.
Ort: in ungestörter Umgebung
Dauer: 10 bis 15 Minuten

8. Die Tiefenentspannung

- Entspannen Sie zum Abschluss wie in den drei Wochen zuvor (siehe S. 68).

Tiefenentspannung

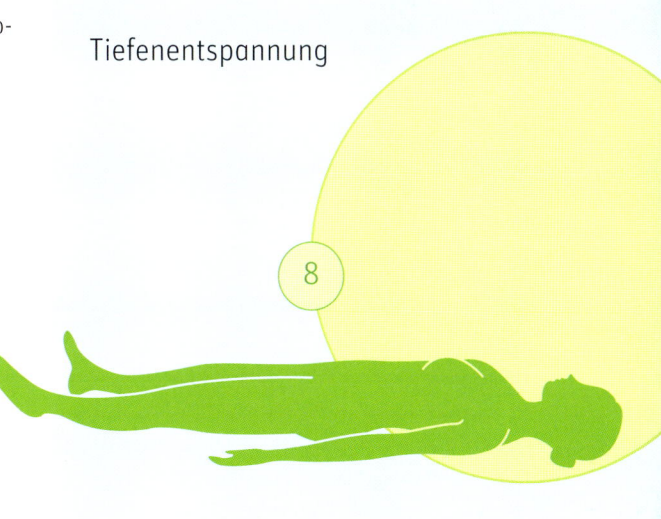

Anhang

Bei den einzelnen Heilpflanzen, Massagen, Massageölen und Tees finden Sie Hinweise zur Anwendung. Ihre individuellen Stresssymptome können Sie mit Hilfe der Tabelle auf Seite 15 und anhand der Hinweise beim Stresstest (Seite 19 ff.) einordnen, und so bei Bedarf passende Heilpflanzen auswählen. Im Zweifelsfall befragen Sie einen Ayurveda-Spezialisten oder einen in Ayurveda fortgebildeten Arzt.

Ausgewählte Heilpflanzen

Amalaki *(Emblica officinalis)*

erhältlich als Pulver, Tablette und in Form von Cyavanprash (Amlamus) - eine ideale Nahrungsergänzung

Anwendung: gut bei jeder Art von Stresssymptomen

Wirkung: appetitanregend, stoffwechselanregend, fiebersenkend, blutbildend, abwehrsteigernd, verjüngend und entzündungshemmend. Außerdem verbessert Amalaki die Leistung von Gehirn, Nervensystem und Sinnesorganen und den Zustand von Haut und Haaren.

Wirkung auf die Doshas im Ayurveda: senkt alle Doshas

Amrita = Guduci *(Tinospora cordifolia)*

erhältlich als Pulver, Kapsel oder Pressling

Anwendung: besonders gut bei Stresssymptomen des Magen-Darm-Trakts, der Gelenke und der Leber

Wirkung: krampflösend auf glatte Muskulatur insbesondere im Magen-Darm-Trakt, blutreinigend, verjüngend, abwehrsteigernd, entzündungshemmend, abschwellend und fiebersenkend. Amrita besitzt eine cortisonähnliche Wirkung, allerdings ohne Nebenwirkung.

Wirkung auf die Doshas: gleicht alle Doshas aus

Ashwagandha *(Withania somnifera)*

erhältlich als Pulver, Tabletten oder Kräuterwein

Anwendung: besonders gut bei allgemeiner Schwäche, Burn-out und Stresssymptomen aus dem Vata- und Kapha-Bereich

Wirkung: fördert den Aufbau optimaler Gewebe, insbesondere den Muskelaufbau und wirkt damit anabol ohne jede Nebenwirkung. Ashwagandha ist immunstimulierend und regenerierend und wirkt gegen Schlaflosigkeit. Außerdem wirkt Ashwagandha gegen Koliken, Übelkeit und Erbrechen, gegen Verschleimung und gegen Asthmasymptome. Zusätzlich ist es wirksam gegen Sterilität beider Geschlechter und wirkt aphrodisierend. Ashwagandha ist ein wichtiges Rasayana (Mittel, um möglichst lange jung, gesund und fit zu bleiben) für Männer und bei Sterilität und allgemeiner Schwäche auch für Frauen.

Wirkung auf die Doshas: senkt Vata und Kapha

Bala *(Sida cordifolia)*

erhältlich als Pulver, Kapseln und Kräuterwein

Anwendung: besonders gut bei allgemeiner Schwäche und Störungen des Nervensystems

Wirkung: aufbauend, immunstimulierend, allgemein tonisierend, die Nerven tonisierend usw.

Bemerkung: Bala ist neben Ashwagandha

Hauptbestandteil von Bala-Ashwagandha-Thailam (ayurvedisches Sportöl).
Wirkung auf die Doshas: senkt Vata und Pitta

Balsambirne = Bittergurke = Bittermelone *(Momordica charantia)*

erhältlich als Tee im Reformhaus und in Ayurveda-Shops sowie als Frucht im asiatischen Lebensmittelhandel
Anwendung: besonders gut bei schlechtem Stoffwechsel, Übergewicht und Stresssymptomen aus dem Pitta- und Kapha-Bereich
Wirkung: gewichtsreduzierend, stark blutzuckersenkend, stoffwechselsteigernd, entgiftend, fiebersenkend, hauttherapeutisch, herzstärkend, cholesterinsenkend etc.
Wirkung auf die Doshas: senkt Pitta und Kapha

Brahmi *(Bacopa monniera)*

erhältlich als Pulver, Kapseln, Tabletten und gemischt mit Ghee (»Butterfett«) als Brahmi-Ghritam
Anwendung: besonders gut bei Stresssymptomen, die das Gehirn und das Nervensystem betreffen, reguliert und verbessert die Gehirnfunktion
Wirkung: stresslösend und verbessert die Konzentration. Es erweitert die Bronchien und wirkt antiasthmatisch. Wichtigstes Rasayana für das Gehirn
Wirkung auf die Doshas: senkt Vata und Kapha

Guggulu *(Commiphora mukul)*

ist ein Harz und als Reinsubstanz erhältlich als Kapseln und in Form von Pillen, ist außerdem in verschiedenen Kombinationen (z.B. Triphala-Guggulu) in Pillenform verfügbar

Anwendung: besonders gut bei schlechtem Stoffwechsel, Übergewicht und Stresssymptomen aus dem Kapha-Bereich
Wirkung: intensiv stoffwechselsteigernd, fettabbauend, blutzuckersenkend, blutreinigend, schmerzstillend, blutdrucksenkend und durchblutungssteigernd. Guggulu ist ein Rasayana-Medikament für Fettgewebe und Herz. Außerdem wirkt Guggulu cholesterinsenkend.
Vorsicht: Guggulu kann bei Europäern in seltenen Fällen allergische Reaktionen auslösen.
Wirkung auf die Doshas: senkt alle Doshas (älteres Harz)

Ingwer *(Zingiber officinale)*

frisch und als Gewürzpulver erhältlich; außerdem ist Ingwer Bestandteil von Trikatu
Anwendung: besonders gut bei schlechtem Stoffwechsel, Magen-Darm-Problemen und Stresssymptomen aus dem Vata- und Kapha-Bereich
Wirkung: blutreinigend, antibakteriell, antiviral, entzündungshemmend, schleimreduzierend, antiasthmatisch, verdauungsfördernd, gegen Blähungen, Übelkeit und Erbrechen sowie herz- und nervenstärkend
Wirkung auf die Doshas: senkt Vata und Kapha

Koriander *(Coriandrum sativum)*

als Gewürzkraut erhältlich
Anwendung: besonders gut bei Gehirnproblemen, Magen-Darm-Problemen und Stresssymptomen aus dem Pitta-Bereich
Wirkung: stimmungsaufhellend, verdauungsfördernd, entgiftend, schmerzstillend und verbessert die Gehirnfunktion

Wirkung auf die Doshas: senkt alle Doshas

Lavendel (Lavandula stoechas)

verwendet werden die Blüten als Tee und als Badezusatz

Anwendung: besonders gut bei Gehirnproblemen und Stresssymptomen aus dem Vata- und Kapha-Bereich.

Wirkung: beruhigend, durchblutungsfördernd, stoffwechselanregend, schmerzstillend und verbessert die Funktion von Gehirn und Nerven

Sandelholz weiß (Santalum album)

erhältlich als ätherisches Öl

Anwendung: besonders gut bei Stresssymptomen aus dem Pitta-Bereich.

Wirkung: spannungslösend, beruhigend, schmerzlindernd, kühlend, juckreizstillend, blutstillend, entgiftend, desodorierend, aphrodisierend etc.

Wirkung auf die Doshas: senkt Pitta und Kapha

Shallaki (Boswellia serrata)

erhältlich als Tablette oder Kapsel (Pulverform für die Einnahme weniger geeignet)

Anwendung: besonders gut bei schlechtem Stoffwechsel, chronischen Entzündungen und Stresssymptomen aus dem Pitta- und Kapha-Bereich.

Wirkung: entzündungshemmend und schmerzlindernd, insbesondere bei Beschwerden im Gelenkbereich, aber auch bei chronisch entzündlichen Darmerkrankungen, Nierenerkrankungen und chronischen Lungenerkrankungen. Außerdem wirkt es verdauungsfördernd und herzstärkend. Boswellia serrata ist auch in Deutschland in wissenschaftlichen Studien gut untersucht. Der wirksame Inhaltsstoff ist unter anderem die Boswellinsäure.

Wirkung auf die Doshas: senkt Pitta und Kapha

Shatavari (Asparagus racemosus)

erhältlich als Pulver, in Tabletten- und Kapselform

Anwendung: besonders gut bei allgemeiner Schwäche, Burn-out und Stresssymptomen aus dem Vata- und Pitta-Bereich.

Wirkung: allgemein stärkend und aufbauend, verjüngend, nährend, wund- und knochenheilend. Es wirkt zudem antiallergisch, immunstimulierend, milchbildend, aphrodisierend, nerven- und hirntonisch. Shatavari ist Hauptbestandteil von Mahanarayana Thailam (siehe bei Ayurveda-Massagen).

Shatavari ist ein sehr wirksames Rasayana vor allem für Frauen. Shatavari kann auch von Männern als Rasayana und libidosteigerndes Mittel eingenommen werden.

Wirkung auf die Doshas: senkt Vata und Pitta, vermehrt Kapha

Trikatu (Piper longum, Piper nigrum, Zingiber officinalis)

erhältlich als Pulver, Tablette oder Kapsel

Anwendung: besonders gut bei schlechtem Stoffwechsel, Übergewicht und Stresssymptomen aus dem Kapha-Bereich.

Wirkung: verdauungsfördernd, entgiftend, antiasthmatisch, fettabbauend. Trikatu ist sehr scharf (Trikatu = dreifache Schärfe) und daher als Pulver im Kindesalter nicht anwendbar.

Wirkung auf die Doshas: senkt Kapha und Vata

Triphala *(Emblica officinalis, Terminalia chebula und belerica)*

erhältlich als Pulver (schmeckt sehr schlecht), Tabletten- und Kapselform

Anwendung: besonders gut bei Magen-Darm-Problemen und Stresssymptomen aus dem Vata-Bereich.

Wirkung: ist nützlich zur Optimierung des Stoffwechsels, wirkt regenerierend und immunstimulierend, antidiabetisch und mild abführend.

Wirkung auf die Doshas: gleicht alle Doshas aus

Tulsi = »heiliges« Basilikum *(Ocimum sanctum)*

erhältlich in verschiedenen Formen, unter anderem als Tee und ätherisches Öl (Extrakt)

Anwendung: besonders gut bei psychischen Problemen und Stresssymptomen aus dem Vata-Bereich.

Wirkung: ausgleichend und stabilisierend auf die Psyche, blutreinigend, fettreduzierend, entzündungshemmend, stoffwechselverbessernd, juckreizstillend, temperaturregulierend und verbessert die Funktion der Ohren und regeneriert die Nase.

Wirkungen auf die Doshas: senkt Vata und Kapha

Ayurvedische Tees, Körperpflegemittel, Düfte etc. bei Stress

Geeignete Produkte sollen aus ayurvedischer Sicht vor allem Vata und Pitta senken. Bei schlechtem Stoffwechsel und Stresssymptomen aus dem Kapha-Bereich sind Kapha reduzierende Mittel geeignet. (Bezugsquellen finden Sie auf Seite 108). Tees können Sie auch in jedem Reformhaus erwerben.

Wichtig beim Einkauf:

Vata-Tee: wirkt beruhigend, wärmend, stabilisierend, regenerierend, stresslösend – senkt Vata

Pitta-Tee: wirkt kühlend, beruhigend, stresslösend – senkt Pitta

Kapha-Tee: wirkt erhitzend, stoffwechselsteigernd – senkt Kapha

Anleitungen zur Selbstmassage

Ayurvedische Grundmassagen:

Shiroabhyanga, Shiromardana und Mukhabhyanga (sanfte und intensive Kopf- und Gesichtsmassage)

Anwendung: bei allen Arten von Stresssymptomen. Besonders wirkungsvoll bei Stresssymptomen aus dem Vata- und Pitta-Bereich.

Wirkung: stresslösend, harmonisierend, abwehrsteigernd, positiv auf Augen, Nase und Ohren

- Tragen Sie etwas Öl auf die Mitte des behaarten Kopfes auf, und massieren Sie den Scheitel mit der flachen Hand mit kreisenden Bewegungen.
- Tragen Sie weiteres Öl auf den ganzen behaarten Kopf auf. Massieren Sie den gesamten Kopf mit der flachen Hand mit kreisenden Bewegungen. Streichen Sie den Kopf von der Stirn zum Hinterkopf mit beiden Händen aus.
- Massieren Sie den Kopf kräftig mit den Fingerkuppen. Fassen Sie die Haare, und ziehen sie diese nach oben aus.
- Massieren Sie die Ohren mit den Daumen und Zeigefingern in kreisenden Bewegungen. Streichen Sie die Ohren nach oben und unten aus.
- Ölen Sie Gesicht und Hals mit einem

Gesichtsöl ein. Vorsicht: Nicht zu viel Öl verwenden und Öl nicht in die Augen bringen. Streichen Sie von der Stirnmitte zu den Schläfen.

- Massieren Sie kreisend zunächst die Schläfen und Wangen, dann sanft in Kreisen über die Augenbrauen und um die Augen.
- Streichen Sie beide Nasenseiten auf und ab, dann vom Kinn abwechselnd in Richtung Ohrläppchen.
- Streichen Sie mit der rechten Hand von der linken Schulter und anschließend mit der linken Hand von der rechten Schulter zum Kopf.

Abhyanga (Ölmassage mit geringem bis mittlerem Druck)

Anwendung: gut bei allen Stresssymptomen, besonders bei Problemen aus dem Vata- und Pitta-Bereich, kann in jedem Alter und bei sehr vielen Indikationen angewandt werden. Abhyanga ist auch als Selbstmassage möglich und wirkungsvoll.

Wirkung: regenerierend, entspannend, stresslösend, stoffwechselverbessernd, durchblutungsfördernd, entschlackend, abwehrsteigernd, schmerzlindernd. Weitere Wirkungen sind abhängig vom eingesetzten Therapieöl.

- Tragen Sie das Körperöl auf den gesamten Körper auf. Wählen Sie den Massagedruck nach Ihren Bedürfnissen.
- Massieren Sie in Kreisen um die Schultergelenke, dann streichend die Oberarme.
- Massieren Sie in Kreisen um die Ellbogengelenke, dann streichend die Unterarme.
- Massieren Sie in Kreisen um die Handgelenke, dann kreisend mit dem Dau-

men die Handrücken und Handflächen.
- Umfassen Sie jeden Finger einzeln, und ziehen Sie ihn kräftig aus.
- Massieren Sie in Kreisen mit beiden Händen den Brustmuskel (Frauen um die Brust herum), dann streichend das Brustbein auf und ab.
- Massieren Sie beide Seiten streichend vom Beckenknochen zum Brustmuskel auf und ab.
- Massieren Sie den Bauch in sanften Kreisen rechts beginnend in Richtung des Dickdarms, dann das Gesäß kräftig in Kreisen.
- Massieren Sie die Teile des Rückens, die Sie erreichen, streichend auf und ab.
- Massieren Sie in Kreisen seitlich Ihre Hüftgelenke, dann streichend die Oberschenkel (hier vertragen Sie mehr Druck!).
- Massieren Sie in Kreisen um die Kniegelenke, dann streichend die Unterschenkel und wieder in Kreisen um die Fußgelenke. Massieren Sie kräftig streichend die Achillessehne. Kneten Sie kräftig die Ferse.
- Massieren Sie in mehreren Strichen den Fußrücken, dann in Kreisen mit den Fingern die Fußsohle. Umfassen Sie jede Zehe einzeln, und ziehen sie diese kräftig aus.
- Zum Abschluss streichen Sie den ganzen Körper mehrfach aus – beginnend vom Arm über Brustkorb, Hüfte, Beine zu den Zehen.

Anschließend ist zum Entschlacken ein Schwitzbad (Swedana) geeignet. Sie können sich auch ein warmes Bad gönnen. Reinigen Sie die Haare, Kopf und Körper mit einem milden Shampoo oder einem Haar- bzw. Körperreinigungspulver. Für ein ayurvedisches Schwitzbad wird im Idealfall eine Einzel-Dampfsauna (»Schwitzkasten«) verwendet, bei der der Kopf außen bleibt. Besitzen Sie eine herkömmliche Dampfsauna, so nutzen Sie diese. In einer finnischen Sauna sollten Sie keine Temperatur über 80 °C wählen und den Kopf mit einem feuchten Handtuch schützen. Der Saunagang wird beendet, wenn Körper und Gesicht deutlich schwitzen.

Weitere Massagen

Thalodal (spezielle Druckmassage mit sehr hohem Druck)
Anwendung: besonders gut bei schlechtem Stoffwechsel, zur Regeneration und bei allen Stresssymptomen aus dem Vata- und Kapha-Bereich. Die Anwendungsdauer dieser »ayurvedischen Sportmassage«, der Druck und das eingesetzte Öl müssen individuell ausgewählt werden.
Wirkung: intensiv stoffwechselsteigernd, fettabbauend, entschlackend, intensiv regenerierend, kräftigend, leistungssteigernd, abhärtend, belebend für die Sinne, aphrodisierend

Mardana (intensive Ölmassage mit hohem Druck)
Anwendung: besonders gut bei schlechtem Stoffwechsel, zur Regeneration und bei allen Stresssymptomen aus dem Vata- und Kapha-Bereich.
Mardana kann wie Thalodal zur Regeneration, Stoffwechselsteigerung etc. angewandt werden. Der Ablauf entspricht der ayurvedischen »Grundmassage« (Abhyanga).
Wirkung: hängt ab von den eingesetzten Ölen und entspricht ansonsten Thalodal.

Kayaseka (warmer Ölguss)
Anwendung: Gut bei allen Stresssymptomen, besonders bei Problemen aus dem Vata- und Pitta-Bereich, ist sehr wirksam bei Vata-Störungen wie bei Burn-out, Schlafstörungen, Nervenschmerzen, Gewichtsabnahme etc. Bei dieser Therapieform wird warmes Therapieöl über den Körper gegossen.
Wirkung: intensiv vatasenkend, regenerierend, intensiv entspannend, aufbauend

Shirodhara (Stirnölguss)
Anwendung: Bei allen Arten von Stresssymptomen. Besonders wirkungsvoll bei Stresssymptomen aus dem Vata- und Pitta-Bereich. Diese Behandlung besitzt eine intensive Wirkung auf Psyche und Gehirnfunktion und soll nur von einem qualifizierten Therapeuten bei entsprechender Indikation und nach Vorbehandlung durchgeführt werden! Hier muss unbedingt auf die korrekte Auswahl der Öle geachtet werden!
Unbedingt beachten: kein Shirodhara ohne Vorbehandlung (z.B. Abhyanga). Nie mit erhitzenden Ölen durchführen! Nicht mit Sonnenblumenöl durchführen!
Wirkung: Vata und Pitta senkend, harmonisierend, intensiv regenerierend auf Gehirn und Psyche

Ausgewählte ayurvedische Therapieöle bei Stress

Essenzieller Bestandteil ayurvedischer Behandlungen sind intensiv wirksame Ayurveda-Therapieöle. Für Ayurveda-Massagen soll kein Sonnenblumenöl, normales, unbehandeltes Sesamöl etc. benutzt werden, da diese Öle wirkungslos sind!

Nur durch die Anwendung der Ayurveda-Therapieöle wird eine Massage zur Ayurveda-Massage und eine Therapie zur Ayurveda-Therapie! Gute Ayurveda-Öle sind hochwirksame Therapeutika. Sie enthalten die Inhaltsstoffe von einem bis fünf Kilogramm Kräutern in jedem Liter! Sie können diese Öle, evtl. nach Rücksprache mit einem Ayurveda-Therapeuten, auch zur Selbstbehandlung einsetzen.

Balashwagandadi Thailam

Basisöl und Inhaltsstoffe: Sesamöl, Ashwagandha, Bala und andere Kräuter
Anwendung: zur Körpermassage.
Wirkung: stark regenerierend, stresslösend und gewebeaufbauend. Senkt Vata, hält Pitta und Kapha im Gleichgewicht Besonders wirkungsvoll bei schlechtem Stoffwechsel und bei Stresssymptomen aus dem Vata-Bereich.

Bringamalakadi Thailam

Basisöl und Inhaltsstoffe: Sesamöl, Bhringaraja und verschiedene andere Kräuter
Anwendung: zur Kopfmassage und zum Stirnölguss. Besonders wirkungsvoll bei Stresssymptomen aus dem Vata- und Pitta-Bereich.
Wirkung: stresslösend, regenerierend, nährend und entzündungshemmend. Senkt Vata und Kapha.
Für jede Konstitution bei kühler Witterung; für Vata- und Kapha-Konstitution bei warmer Witterung; bei Vata- und Kapha-Störung.

Dhanvantharam Thailam

Basisöl und Inhaltsstoffe: Sesamöl und 39 verschiedene Kräuter
Anwendung: für Körpermassage, Kopf-

massage, Ölguss, Darmeinlauf etc. Besonders wirkungsvoll zur Regeneration und bei Stresssymptomen aus dem Vata-Bereich.
Wirkung: regenerierend, stresslösend und gewebeaufbauend. Senkt Vata.

Eladi Keram

Basisöl und Inhaltsstoffe: Kokosöl und verschiedene Kräuter
Anwendung: für Körpermassage, Kopfmassage, Ölguss. Besonders wirkungsvoll zur Kühlung und bei Stresssymptomen aus dem Pitta-Bereich.
Wirkung: stresslösend und kühlend. Senkt Pitta.

Mahanarayana Thailam

Basisöl und Inhaltsstoffe: Sesamöl, Kuhmilch Shatavari und 50 (!) weitere Kräuter
Anwendung: zur Körpermassage. Besonders wirkungsvoll bei schlechtem Stoffwechsel und bei Stresssymptomen aus dem Vata-Bereich. Das Öl der Maharadschas und intensivstes Anti-Vata-Öl!
Für jede Konstitution und bei allen Vata-Störungen geeignet.
Wirkung: stark regenerierend, stresslösend, stoffwechselverbessernd und gewebeaufbauend. Senkt Vata, hält Pitta und Kapha im Gleichgewicht.

Sahacaradi Thailam

Basisöl und Inhaltsstoffe: Sesamöl, Senföl und verschiedene Kräuter
Anwendung: zur Körpermassage. Besonders wirkungsvoll bei schlechtem Stoffwechsel und Stresssymptomen aus dem Kapha-Bereich.
Wirkung: erhitzend und stoffwechselsteigernd. Senkt Kapha.

Literatur:

Ayurveda
Ranade, S. (1994):
Ayurveda – Wesen und Methodik. Haug, Stuttgart

Rhyner, H. (2004):
Das Praxis Handbuch Ayurveda. Urania, Neuhausen (Schweiz)

Swami Sada Shiva Tirtha (1998): *The Ayurveda Encyclopedia*. Sri Satguru Publications, Delhi

Ayurveda und Sport (inkl. Ernährung)
Grunert, D. (2006): *Gesund und leistungsfähig durch Ayurveda im Sport*.
Via Nova, Petersberg

Ernährung
Feil, W. / Oberem, S. / Reichenauer-Feil, A. (2005): *Ernährungs-Coach*. Haug, Stuttgart

Rhyner, H. / Rosenberg, K. (2003): *Das große Ayurveda-Ernährungsbuch*. Urania, Neuhausen (Schweiz)
Meditation

Grunert, U. / Grunert, D. (2007): *Einfach Meditieren*. Knaur, München

Stress
Dobos, G. J. (2005):
Mechanismen und klinische Relevanz von Stress. Beitrag zur inqa-Konferenz über gesundheitsförderliche Arbeitsbedingungen. Köln.
www.uni-essen.de/natur-heilkunde/

Yoga
Berufsverband Deutscher Yogalehrer (1991): *Der Weg des Yoga*. Via Nova, Petersberg

Grunert, U. / Grunert, D. (2007): *Ayurveda-Yoga für die Wohlfühlfigur*.
Knaur, München

Grunert, U. / Grunert, D. (2006): *Balance durch Ayurveda-Yoga*.
Knaur, München

Grunert, U. / Grunert, D. (2006): *AyurVedaYoga. Yogaprogramme für die eigene Konstitution*.
3 DVDs. pro literatur

Tatzky, B. / Trökes, A. / Pinter-Neise, J. (1995): *Theorie und Praxis des Hatha-Yoga*. Via Nova, Petersberg

Yoga und Sport
Grunert, U. / Grunert, D. (2007): *Yoga für Läufer*. Knaur, München

Bezugsquellen und nützliche Adressen:

Yoga:
BDY (Bund deutscher Yogalehrer)
Jüdenstr. 37
37073 Göttingen
info@yoga.de
www.yoga.de

VYLK (Verband der Yogalehrenden im Kneipp Bund)
Am Büchel 77
53173 Bonn-Plittersdorf
www.vylk.de

Yogaschule und Ayurveda-zentrum Ulrike Grunert und Dr. Detlef Grunert
Am Goldbach 18
86720 Nördlingen
info@yoga-schule.de
www.yoga-schule.de

Ayurveda:
Ayurveda-Studio Seefeld Michaela Stahl
Weinhartstr. 12B
82211 Herrsching
Tel.: +49 (0)8152-794119
www.ayurveda-studio-seefeld.de

Rosenberg GmbH
Europäische Akademie für
Ayurveda
Forsthausstr. 6
63633 Birstein
Tel.: +49 (0)6054-9131-0
www.ayurveda-
akademie.org
(Ayurveda-Ausbildungen)

Bezugsquellen für Ayurveda-Produkte:

Michaela Stahl
Weinhartstr. 12B
82211 Herrsching
Tel.: +49 (0)8152-794119
www.ayurveda-studio-
seefeld.de

Amla Natur GmbH
Schulstr. 38
21224 Rosengarten
Tel.: +49 (0)4108-590666
www.amla.de
info@amla.de

SEVA Akademie Ayurveda
Asha Retlaw AG
Zweigstr. 10
80336 München
Tel.: +49 (0)89-790468-0
www.ayurveda-seva.de
info@ayurveda-seva.de
(Ayurveda-Ausbildungen
und Ayurveda-Produkte.
Hier erhalten Sie alle vor-
gestellten Therapieöle.)

Gute Ziele zum Stressabbau und Stressmanagement-Seminare

AyurvedaGarden
Saline 3
74906 Bad Rappenau
Tel.: +49 (0)7264-890595
E-Mail: kontakt@ayur-
veda-garden.com
Internet: www.ayurveda-
garden.com

Benediktushof
Zentrum für spirituelle
Wege
Klosterstr. 10
97292 Holzkirchen/Unter-
franken
E-Mail: info@benediktus-
hof-holzkirchen.de
Internet: www.benediktus-
hof-holzkirchen.de

Gehlen Team International
Alfred Gehlen
Stressmanagement-
seminare, Kampfsport-
training
Querlandweg 2
31848 Bad Münder
Tel.: +49 (0)5042-6369
E-Mail: info@manager-
seminar.de
Internet: www.manager-
seminar.de

Neumühle
Zentrum für Meditation
und Begegnung
66693 Mettlach-Tünsdorf
E-Mail: info@meditation-
saar.de
Internet: www@meditati-
on-saar.de

Vida Marina Foundation
Drake Bay
Costa Rica
Tel.: 00506 847-3131
www.vidamarina.org
info@vidamarina.org

Register

Danksagung und Widmung

Wir danken allen, die an der Entstehung dieses Buches mitgewirkt haben und insbesondere dem Verlag, der uns tatkräftig bei der Umsetzung unserer Ideen unterstützt hat.

Widmen wollen wir dieses Buch der Vida Marina Foundation in Costa Rica, deren Mitarbeiter sich dem Schutz der Meeressäuger und insbesondere der Delphine vor Costa Rica verschrieben haben. In ihrer Lodge und Forschungsstation konnte dieses Buch in stressfreier Umgebung (ohne Handy und TV) im Regenwald inmitten der Natur entstehen.

Impressum

Bibliografische Information der Deutschen Nationalbibliothek
Die Deutsche Nationalbibliothek verzeichnet diese Publikation in der Deutschen Nationalbibliografie; detaillierte bibliografische Daten sind im Internet über http://dnb.d-nb.de abrufbar.

© 2008 Knaur Ratgeber Verlag
Ein Unternehmen der Droemerschen Verlagsanstalt Th. Knaur Nachf. GmbH & Co. KG, München. Alle Rechte vorbehalten.

Bei der Anwendung in Beratungsgesprächen, im Unterricht und in Kursen ist auf dieses Buch hinzuweisen.

Wichtiger Hinweis:
Die im Buch veröffentlichten Ratschläge wurden von den Verfassern und vom Verlag mit größter Sorgfalt erarbeitet und geprüft. Eine Garantie kann jedoch nicht übernommen werden. Ebenso ist eine Haftung der Verfasser bzw. des Verlags und seiner Beauftragten für Personen-, Sach- oder Vermögensschäden ausgeschlossen.

Bildnachweis:
Alle Übungsillustrationen im Buch stammen von Susanne Kracht.

Projektleitung: Bettina Huber
Redaktion: Lukas Kaltental
Bildredaktion: Markus Röleke
Herstellung: Dagmar Guhl
Umschlaggestaltung, Layout und Satz: griesbeckdesign, München
Reproduktion: Repro Ludwig, A-Zell am See
Druck und Bindung: Offizin Andersen Nexö Leipzig GmbH, Zwenkau

Printed in Germany

ISBN 978-3-426-64547-5

5   4   3   2   1

Bitte besuchen Sie uns auch im Internet unter der Adresse:
www.knaur-ratgeber.de

Weitere Titel aus den Bereichen Gesundheit, Fitness und Wellness finden Sie im Internet unter: www.wohl-fit.de

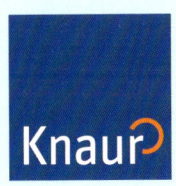

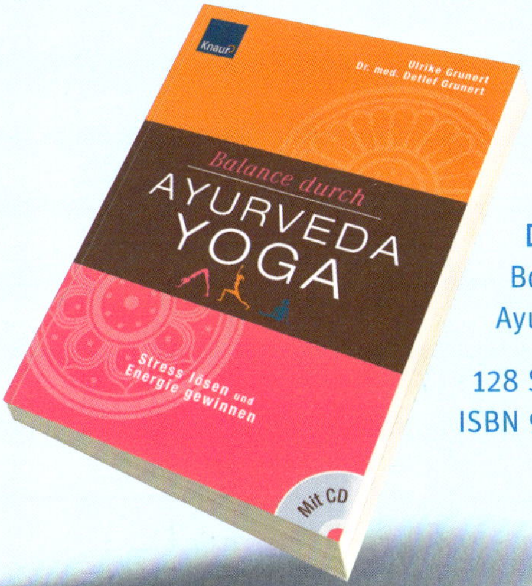

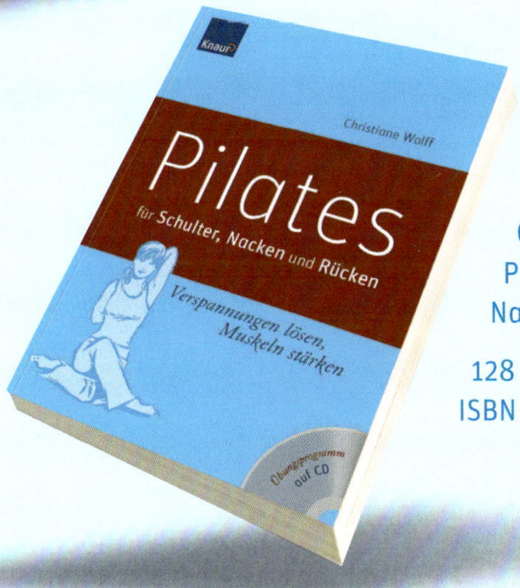

Wie Sie mit der CD üben können

Sie können die Kurzprogramme jederzeit und an jedem Ort durchführen. Die Wirkungen entsprechen den ausführlichen Programmen eins bis vier im Buch. Sie können Ihr Programm nach Bedarf wählen, je nach dem, ob Sie eher Entspannung, Stabilisierung, Zentrierung oder Anregung benötigen – um Ihren Stress optimal zu lösen. Sie können auch an die Programme zwei, drei und vier die Tiefenentspannung von Programm eins anschließen oder mehrere Programme miteinander verbinden. Üben Sie möglichst regelmäßig – finden Sie heraus, was Ihnen guttut und bleiben Sie kreativ im Umgang mit den verschiedenen Programmen.

- Wählen Sie einen ruhigen, angenehmen Platz zum Üben.
- Tragen Sie zum Üben bequeme Kleidung.
- Die letzte Mahlzeit sollte etwa 2 Stunden zurückliegen und trinken Sie vor dem Üben nicht zu viel.
- Legen Sie eine Yogamatte, eine Decke oder ein Badetuch bereit – außerdem, um den Kopf zu unterlegen, ein kleines Handtuch. Die Atemübungen im Sitzen können sehr gut auf dem Stuhl geübt werden – oder Sie benutzen ein Sitzkissen. Für die Beindehnungsübungen (sie sind wichtig für »Vielsitzer« und Sportler!) können Sie ein festes Band, ein Handtuch oder einen Gürtel benutzten.

Üben Sie nicht bei akuten Erkrankungen, z. B. Fieber und Entzündungen, bei akuten Rückenschmerzen und unmittelbar nach Operationen. Halten Sie Rücksprache mit Ihrem Arzt!

Programm 1: von der Enge in die Weite – wirkt beruhigend, entspannend

Hier weiten Sie alle Atemräume und machen die Wirbelsäule geschmeidig – fördern damit die optimale Körperhaltung für einen tiefen, ruhigen Atem. Außerdem dehnen Sie die durch Stress verspannten Muskelgruppen. Sie lernen wieder voll durchzuatmen und zu entspannen!

Programm 2: Anspannung durch Dehnung lösen – wirkt stabilisierend, erdend

Hier lernen Sie, durch langsame Bewegungen, synchronisiert mit dem vollständigen Atem mentale Unruhe abzubauen, und Sie bekommen ein Gefühl für den Unterschied zwischen Anspannung und Entspannung. Das statische Dehnen bringt Ruhe und Entspannung für die verspannte Muskulatur.

Programm 3: Balance finden zwischen Aktivität und Ruhe – wirkt zentrierend, konzentrationsfördernd

Hier können Sie Gedankenruhe erlangen. Einerseits erleben Sie, wie Sie durch aktive, dynamische Bewegungen abschalten können –, andererseits konzentrieren Sie sich auf das Erleben des Augenblicks in der statischen Gleichgewichtsübung.

Programm 4: mit positiver Visualisierung voller Energie in den Alltag starten – wirkt anregend, energetisierend

Hier stärken Sie sich selbst den Rücken – auf körperlicher und geistig-seelischer Ebene! In kraftvollen Übungen und mit einer intensiven Atemübung schöpfen Sie neue Energie. Mit dem mentalen Stresslöser verändern Sie negative Denkweise in positives Denken.